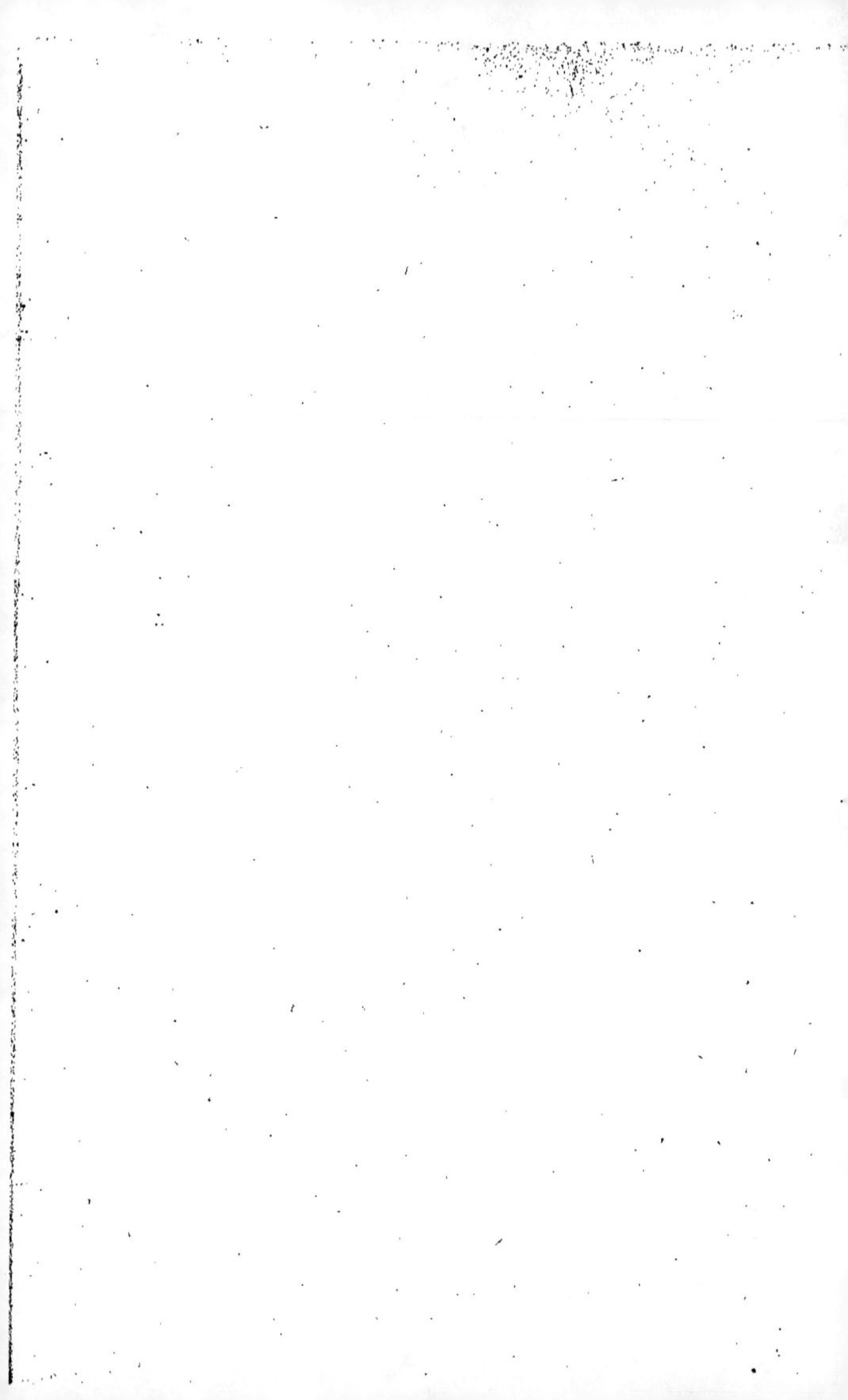

DU

DIATHÉSISME

SES PREUVES ET SON TRAITEMENT

AU MOYEN

DES GRANULES DE SMILINE

PAR LE

Docteur Emmanuel BONNET

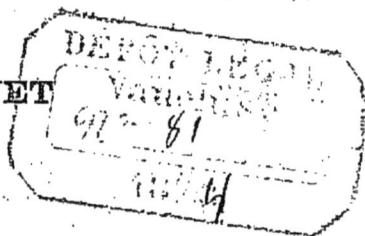

PRIX 5o CENTIMES.

AVIGNON

FRANÇOIS SEGUIN, IMPRIMEUR-LIBRAIRE
rue Bouquerie, 13.

AVERTISSEMENT

—

Les granules de Smiline se trouvent dans les pharmacies.

Les deux brochures, celle-ci et celle qui est annoncée à la dernière page, sont envoyées *franco* pour leurs prix en timbres-poste.

Écrire, pour toutes demandes, au docteur Emmanuel BON-NET, à l'Isle-sur-Sorgues, (Vaucluse.) — Affranchir.

DIATHÉSISME

———◄———

J'ai écrit cette nouvelle brochure pour donner les développements qui me paraissaient réclamés par le prospectus de mes granules.

En guise de préface, je suis donc obligé de transcrire ce prospectus que voici :

« Le Diathésisme précède, accompagne et suit les maladies, de telle sorte qu'il peut être soumis à une médication spéciale.

« Ces lignes suggèrent naturellement deux questions principales : (1º Le Diathésisme existe-t-il ? 2º Le même moyen, le même remède *anti-diathésique* peut-il suffire ?) et exigent par cela même les développements que voici :

« Réponse à la première question : — Si le Diathésisme n'existait pas, verrait-on créer de toutes parts des établissements d'hydrothérapie, des stations hydrominérales dans l'intérieur, des séjours balnéaires sur le bord de la mer, refuges divers qui correspondent à des besoins du temps, parce qu'ils ne sont que des asiles destinés à la médecine des Diathèses ?

« Réponse à la seconde question : — En médecine il y a beaucoup de choses de convention : ainsi certains médicaments sont impuissants contre des maladies qu'ils sont censés guérir, et d'autres, à côté, guérissent des maladies contre lesquelles ils sont réputés impuissants. Ces anomalies s'expliquent par les rapprochements qui ont été faits entre certains médicaments et par les rapports qu'il y a entre certains états morbides. C'est assurément pour cela que, dans le public, on croit que l'on peut toujours demander aux mêmes principes l'action dépurative. En réalité, n'est-ce pas aussi pour cette raison, que des praticiens éminents ont fait dans tous les temps de diverses substances leurs médicaments favoris et qu'à notre époque un bon nombre de médecins considèrent les Eaux minérales comme des remèdes à tous les maux ?

« A la vérité, ce qu'il y a de spécial dans les Eaux, c'est surtout leur complexité : les guérisons sont procurées par un des remèdes qui les composent, par plusieurs ou par tous. La nature donne l'exemple d'une véritable polypharmacie et le problème dont la solution a été cherchée, par les uns, au moyen de médicaments simples, par les autres, avec des Eaux naturelles que l'on corrige, souvent du reste, par des sophistications, on peut se flatter à plus juste titre de le résoudre en imitant la nature, c'est-à-dire en diminuant les doses des médicaments de manière à n'en obtenir que des traces, et en réunissant ainsi dans une seule formule les principaux anti-diathésiques. Ceux-ci doivent en effet agir de la même manière, soit qu'ils aient été fournis par des sources minérales, soit qu'ils aient été obtenus dans des laboratoires.

« Ces principes ont servi à former les granules de Smiline qui unissent ainsi une ou plusieurs actions électives à une action générale, grâce au dynamisne médicamenteux dont chacune de leurs parties est douée ; et cela pour correspondre aux différents degrés du Diathésisme qui n'existent jamais à l'état isolé, les plus apparents n'étant que les exagérations des plus faibles.

« Les granules de Smiline constituent donc la médecine des Eaux sans les Eaux. »

Pour donner les développements, les explications qui me paraissent exigés par ma doctrine du Diathésisme, si brièvement décrite dans cet exposé, je ne puis mieux faire, je crois, que de citer une série de lettres que j'ai adressées là-dessus à Monsieur le docteur X..., médecin, à Paris.

MONSIEUR ET HONORÉ COLLÈGUE,

Il me serait difficile de vous dire par quelles causes j'ai été amené à créer, à propager, à soutenir ma doctrine du Diathésisme.

Serait-ce par la nécessité de plus en plus réelle de cette doctrine ?

Cette considération a eu sans doute sa part d'influence.

Serait-ce encore par ce désir qui est inhérent à l'esprit humain de sonder toutes les régions de l'inconnu ? Serait-ce pour cela que j'ai recherché ce qu'il peut y avoir de vrai dans ces doctrines qui semblent vouloir réduire toute la matière médicale en un seul remède ?

Peut-être ce motif doit être également compté pour quelque chose dans ma détermination.

Cependant, croyez-le bien, je ne suis pas avec Ettmuller.

Suis-je avec Cruikshank, Nudow, Maanew, Pujol, Darwin, Sœmmerring ? Je ne puis l'affirmer. Je mets de la différence entre leurs manières de voir et la mienne.

En réalité, je ne suis qu'avec Hippocrate.

Je comprends que j'avais besoin de vous le dire, au début, pour vous disposer en ma faveur.

En effet, vous proposer contre toutes les maladies le même remède, je ne m'illusionne pas, je comprends que cela, au simple aperçu, doit paraître un peu forcé.

Mais je vous ferai remarquer d'abord que ce remède trouve une explication presque suffisante en ce qu'il est anti-diathésique, c'est-à-dire en ce qu'il est proposé seulement contre le Diathésisme : il faut entendre par ce mot l'ensemble des diathèses qui accompagnent les maladies.

Je donne donc au Diathésisme plus d'extension qu'on ne lui en accorde habituellement : cette question sera élucidée dans le courant de cette lettre et des suivantes.

Je vous ferai observer ensuite qu'une règle ne doit jamais être formulée à demi ; qu'ainsi il n'est pas nécessaire de tenir compte des exceptions.

Maintenant, si vous le permettez, je vous citerai des faits que vous n'ignorez pas. Vous le savez, les Eaux minérales ne sont que des médicaments anti-diathésiques préparés par la nature. Ces eaux sont nombreuses, très-nombreuses, sans doute : mais quoiqu'elles soient excessivement nombreuses, elles ne forment que trois espèces : les Sulfureuses, les Alcalines, les Salines ; j'excepte à dessein les Acidules qui n'ont pas des qualités suffisantes pour être considérées comme anti-diathésiques.

Or, je vous le demande, que voyons-nous tous les jours ? Chacune des espèces d'Eaux minérales, je dirai plus, chacune des sources par qui elles sont composées sont mises en usage contre toutes les maladies.

Nul ne peut nier qu'une foule de circonstances étrangères à l'art de guérir ne détermine le choix des sources.

En ceci, comme en tout, il y a des exceptions.

Mais suivant qu'on sera attaché à un établissement, qu'on en sera le propriétaire, qu'on sera seulement en relations avec les personnes qui y sont employées, que, par sa proximité, on espérera d'y être appelé ou qu'on pourra faire servir son éloignement à quelque chose, une source sera ou non conseillée.

Qu'ai-je besoin de vous citer ici des noms et des faits ? A quoi bon vous dirai-je comment il se faisait que tel personnage fort connu envoyait tous ses malades au même endroit, et que rhumatisants, anémiques, hystériques, paralytiques, leucorrhéiques, graveleux, dyspeptiques, névralgiques, febricitants, phthisiques, tous demandaient la santé au même robinet.

Vous me répondriez que vous le savez et que cela se voit encore de nos jours ; j'en suis persuadé.

Je ne veux pas rechercher les raisons médicales de ces contradictions apparentes : ces recherches m'entraîneraient trop loin ; je me contente de vous faire observer qu'on ne peut les expliquer d'une

manière convenable qu'en admettant un principe commun, le Diathésisme, pour toutes les maladies.

Le Diathésisme admis, plus tard je vous le décrirai, je vous le ca-
ractériserai tel que je l'entends. Pour le moment il me suffit de vous
demander quel peut en être le meilleur remède.

J'ai lieu de supposer que vous ne vous déciderez pas pour les Eaux
minérales, puisqu'on les sophistique tous les jours, puisqu'on cherche à augmenter ainsi leur efficacité quoiqu'elles soient dans bien
des cas trop actives. Elles ont aussi d'autres inconvénients incontes-
tables : elles sont si dispendieuses qu'en admettant toutefois qu'elles
soient nécessaires, on serait tenté de croire que les pauvres n'auraient pas le droit d'être malades, qu'ils auraient tort de se donner
ce luxe.

Grâce à Dieu, il n'en est pas ainsi.

Les Eaux minérales sont des moyens médicateurs que l'on peut
toujours remplacer avantageusement ; nous en croyons, vous et moi,
les connaissances médicales que nous possédons, les notions que
tous les médecins possèdent et l'assentiment de ceux qui se trouvent
attachés dans les hôpitaux au service des pauvres.

Certes, on ferait usage des Eaux dans ces asiles si elles étaient nécessaires ; s'il en était ainsi, il ne devrait y avoir des hôpitaux qu'auprès des sources minérales.

Mais si les Eaux ne sont pas nécessaires, les stations minérales,
du moins quelques-unes, peuvent avoir leur utilité. Elles sont bonnes pour ceux, sans compter les blessés, qui, malades ou non, sont
atteints plus ou moins du spleen, affection commune à notre époque, particulière aux gens riches, et qui se trouve le contraire de la
Nostalgie, maladie propre à la classe indigente.

Dieu a donc bien fait ce qu'il a fait.

Il a donné à ceux qui ne peuvent voyager l'attachement au sol ; à
ceux qui ont de quoi l'aptitude aux voyages.

Ceux-ci se déplacent : ils partent, attirés vers les sources les plus
éloignées, parce qu'ils sont certains d'y trouver des soins médicaux
de toute sorte.

Mais les stations minérales sont, avant tout, des établissements
commerciaux, qui doivent avoir leur utilité sous ce rapport. Je sais
bien que pour faire un million l'unité est indispensable ; mais je sais
aussi que les malades ne s'accommodent pas facilement du bruit et de
la foule.

Donc, en même temps qu'elles ont leur utilité, elles ont aussi leurs
inconvénients. Je reviendrai sur cette question une autre fois.

Les Eaux en bouteilles ont aussi leurs difficultés : elles s'altèrent,
quoi qu'on en dise ; et les Eaux prises à la source en ont d'autres :
elles ne sont jamais semblables à elles-mêmes, elles sont plus ou
moins chargées de principes minéralisateurs, suivant l'abondance
plus ou moins grande des pilules. Employées loin ou près de leurs

points d'origine, elles ne peuvent être tolérées par tout le monde, et celles qui doivent être employées largement surchargent l'estomac, comme toutes les boissons qui sont prises abondamment ; en cela, elles n'ont rien de spécial ; elles agissent en provoquant des indigestions qui donnent lieu, comme toutes les indigestions de boissons aqueuses, à des selles, à des sueurs, à des urines copieuses.

Dirai-je qu'elles doivent être bues à la température où elles se trouvent ; qu'on ne peut les faire chauffer lorsqu'elles sont froides, ni les laisser refroidir lorsqu'elles sont chaudes, sans perdre une partie de leurs principes ?

Tous ces désavantages empêchent de leur donner une application générale. On ne reconaît pas qu'elles aient qualité pour cela ; un remède anti-diathésique doit contenir des éléments qu'elles ne possèdent pas.

Mes granules de Smiline, par le choix des médicaments qui les composent, correspondent à une doctrine médicale qui embrasse toutes les maladies.

Voici comment :

Vous le savez, on admet généralement en médecine l'existence de quatre tempéraments, et l'on dit que les maladies tiennent leurs formes de l'un ou de l'autre. Mais ces tempéraments sont-ils bien tels qu'on les suppose ? Ont-ils l'influence qu'on leur prête ? Assurément non. Le tempérament nerveux, proprement dit, n'existe pas ; il n'y a pas de maladies dont l'élément nerveux soit la cause première. Rien n'est plus variable en santé que le tempérament sanguin, rien n'est aussi plus mal défini ; tel qu'on l'a admis, on est obligé de reconnaître que, chez les personnes qui tombent malades, son influence ne se fait guère sentir que dans les premiers jours de la maladie, dans la première semaine tout au plus. Le tempérament bilieux ne dépend que de la prédominance d'un organe : ceux qui créent un tempérament pour le foie ne devraient-ils pas faire en même temps les tempéraments encéphaliques, pulmonaires, mésentériques etc ? On désignerait ainsi plusieurs manières d'être, qui auraient toutes des différences, avec un lien commun, le Diathésisme. Quant au tempérament lymphatique, il n'existe pas plus que les précédents comme entité pathologique ; je ne puis pas l'admettre parce qu'il ne donne l'explication que d'un nombre limité de maladies, parce que son acception est toute faite au moyen de la doctrine du Diathésisme et que j'aurai tort d'appliquer à ce Diathésisme une restriction qu'il ne comporte pas.

Le Diathésisme, me direz-vous, est un mot nouveau, qui ne précise rien et dont le sens est bien vague.

Ce mot est nouveau, il est vrai, et j'en accepte la paternité ; comme tous les mots nouveaux, il a besoin d'être étudié pour être bien compris ; mais l'idée dont il émane n'est pas plus vague que celle qui est donnée par les *tempéraments* ou les *diathèses*.

Les diathèses rhumatismales, tuberculeuses, psoriques, etc., n'existent pas plus à l'état isolé que les tempéraments; les tempéraments nerveux, sanguins, lymphatiques, bilieux ne se trouvent séparés que dans les livres; le foie peut avoir ses inflammations, ses maladies nerveuses ou lymphatiques; on est dans l'erreur lorsqu'on sépare ce que la nature a réuni d'une manière intime.

Je préfère un seul mot pour tout expliquer. Si le Diathésisme est insaisissable en lui-même, au même titre que beaucoup d'autres choses en médecine, on peut du moins le discerner par ses effets.

Quoique la maladie soit toujours le résultat de plusieurs facteurs, les maladies différentes proviennent toujours de la même source.

Cette vérité doit être appréciée en étudiant ce qui a lieu dans les familles et ce qui se passe chez les individus. Ceci ne combat pas l'hérédité, en principe plus certaine que les héritages.

Dans les familles, les enfants nés des mêmes parents ne sont pas toujours sujets aux mêmes maladies : le premier a une entérité chronique, le second une amblyopie, le troisième une danse de Saint-Guy, le quatrième une hystérie, le cinquième une gastralgie, le sixième un goître, le septième une leucorrhée.

Chez le même individu, on observe les mêmes différences suivant les âges : de huit à quatorze ans, des glandes; plus tard, des ophthalmies; ensuite, des névralgies faciales; puis, la jaunisse.

Qui pourrait dire que toutes ces maladies ne proviennent pas des mêmes causes, des mêmes facteurs que j'exprime ici par un seul mot ?

Ces exemples-là s'observent tous les jours dans la pratique; ils montrent que le Diathésisme a sa raison d'être sous le rapport du traitement des maladies.

Quant à ses différents degrés, il en est comme de ses variantes, ils dépendent de causes secondaires, morales, locales, externes; mais les causes premières des maladies sont toujours en nous; pour que les germes se développent, il leur faut non-seulement un terrain propice, mais il faut aussi qu'ils ne soient pas obligés de lutter contre la loi de balancement des espèces morbides; c'est pour cela que la lypémanie n'entraîne pas nécessairement les affections cancéreuses, que les épidémies, quelque meurtrières qu'elles soient, n'ont jamais eu une influence générale et que la consolidation des fractures ne peut pas se faire quelquefois par les moyens contentifs seuls, preuve qu'elle aurait lieu communément plus vite par ces mêmes moyens employés avec les anti-diathésiques.

Tout, en médecine, concourt à démontrer la préexistence du Diathésisme comme cause complexe produisant des effets différents. L'anatomie pathologique même en fournit tous les jours des faits à l'appui. Bien souvent on est étonné des désordres généraux qui se sont trouvés avec une maladie dite locale et de peu de durée : tous ces désordres existeraient-ils s'ils n'avaient été produits par un état antérieur?

C'est sans doute pour ces considérations ou pour des faits pareils que le père de la médecine a dit : *Morborum omnium unus et idem modus est; locus vero ipse eorum differentiam facit.*

Il est donc vrai, je suis avec Hippocrate.

Ma doctrine, littéralement parlant, n'est pas nouvelle ; elle date de loin. Aujourd'hui elle a sa raison d'être comme elle devait l'avoir autrefois ; c'est une haute protestation contre la médecine des symptômes ; vous, médecin, vous ne devez pas la considérer autrement.

Je ne veux pas répéter tout ce qu'on a dit contre la médecine des symptômes ; elle ne s'adresse qu'à la superficie des choses, qu'à la forme ; à elle seule, elle ne donne que des résultats incertains ; elle néglige la réalité pour l'apparence.

La médecine des symptômes tend d'un jour à l'autre à passer dans le public ; c'est par elle que les personnes étrangères à l'art de guérir s'aventurent dans le domaine médical qui ne devrait être réservé qu'aux adeptes ; aussi c'est par elle que les erreurs les plus funestes peuvent être commises

Je me souviens d'un jeune homme qui fut atteint d'une tumeur à la peau, tumeur qui devait, selon toutes les probabilités, se terminer par un abcès. Ce qu'il avait constituait donc une maladie bénigne de quinze jours, d'un mois au plus. La fluxion se formait parfaitement ; il contraria cette tendance si bien qu'à la place d'une affection légère, il se déclara chez lui une maladie longue et grave.

Ce jeune homme avait sous la main un emplâtre fondant ; il l'appliqua de sa propre autorité sur le mal sans user d'autres moyens. Quelques jours après la tumeur disparut et il se crut guéri ; mais il eut bientôt une douleur obtuse, persistante, dans les lombes, à la suite de laquelle un foyer par congestion se montra au bas des reins. Il échangea donc un abcès simple contre une carie vertébrale, dont il ne guérit qu'avec beaucoup de peine et qu'après avoir employé pendant plus d'un an toute sorte d'anti-diathésiques.

Je me rappelle le fait que voici : Un enfant était sujet à des incontinences d'urine ; on le soumit à l'usage de l'hydrothérapie sans demander aucun conseil. Dans la ville où cet enfant habitait il y avait un établissement de bains ordinaires auquel se trouvait annexée une salle destinée aux affusions froides. Là, trois fois par semaine, au cœur de l'hiver et sans pitié, on menait cet intéressant malade qui recevait les douches en pluie, non sans se plaindre, et il avait mille fois raison. Par la suite on en fut convaincu : on vit une nouvelle maladie se déclarer chez lui, une coxalgie, dont il ne guérit qu'imparfaitement puisqu'il est atteint depuis lors d'une paralysie partielle, incomplète, sans amélioration aucune de son infirmité première.

Autre fait : un homme souffrait de l'estomac. Son voisin faisait habituellement usage de sous-nitrate de bismuth ; il en prit plusieurs paquets sans consulter personne, croyant sans doute que les maladies étaient les mêmes quand elles siégeaient au même endroit. Sous l'influence de ce médicament, une maladie plus sérieuse, une hydropisie abdominale, se déclara. Il fut bien heureux d'en guérir au moyen des granules de Smiline qu'il employa concurremment avec les évacuants.

Je pourrai citer d'autres exemples qui prouveraient aussi les mécomptes de la médecine des symptômes, lorsqu'elle est pratiquée isolément. Je me garde bien de le faire : ici je suis comparable à un homme qui se trouverait sur un terrain brûlant et qui aurait hâte d'en sortir.

Je passe donc ; mais ces quelques exemples prouvent suffisamment que l'oubli des anti-diathésiques dans le traitement des maladies peut avoir des conséquences extrêmement graves. Les médecins le savent bien ; malheureusement ils auraient besoin d'avoir à leur service une préparation qui fût généralement agréée par eux et par leurs clients, une préparation anti-diathésique capable de mériter toute leur confiance. En effet, les anti-diathésiques ordinaires sont inertes, mal supportés et même dangereux. Les tisanes que l'on donne dans le but de modifier les diathèses n'ont pour ainsi dire aucune action spéciale. Quant à la tolérance des médicaments, c'est un fait de première importance ; on ne peut pas compter sur un remède qui est mal supporté, qui occasionne la perte d'appétit, qui provoque des nausées, qui donne des maux de tête, des maux de gosier, des maux d'estomac. L'obstination que l'on met à conseiller de pareils agents trouve bien souvent une résistance opiniâtre de la part des malades qui ne prennent pas les remèdes ou qui les prennent mal. Que faut-il penser des médicaments dangereux ? Y en a-t-il ? S'il n'en existait pas, on ne lirait pas dans les divers ouvrages de médecine *que les plus grandes précautions doivent présider à l'emploi de certains remèdes* ; on ne trouverait pas dans plusieurs passages cette recommandation en ces termes ou en d'autres. S'il est vrai de dire que les malades font usage difficilement des préparations qu'ils supportent mal, il est également vrai d'ajouter que les médecins conseillent aussi peu que possible celles qui exigent une grande surveillance. Ces deux difficultés, autant l'une que l'autre, forment de grands obstacles à la médecine anti-diathésique.

Sous ces rapports, je me suis aperçu bien souvent de l'importance des granules de Smiline et de leur supériorité ; aussi je ne puis m'empêcher de vous citer une observation qui résume ce que je viens de dire et qui caractérise une quantité d'autres observations que j'ai recueillies, mais dont je ne vous parlerai pas.

Une personne (je me tais sur le sexe et sur l'âge) était atteinte d'un engorgement glandulaire ; lorsqu'elle vint me trouver sa maladie datait de six mois ; dans quatre pays différents elle était allée demander quatre consultations différentes : elle avait entrepris, interrompu, recommencé, puis cessé tout à fait quatre traitements, chaque fois pour un des motifs indiqués précédemment; et sa maladie marchait toujours; la glande engorgée avait le volume d'une tête d'enfant lorsque les granules de Smiline furent conseillés par moi dont elle réclama les soins en cinquième lieu.

Ces granules constituaient le médicament qu'elle cherchait. Comme elle était délicate plus qu'une autre, elle ne comprenait la médecine qu'en l'accommodant à ses forces; elle ne comprenait pas qu'on pût gorger les malades de liquides; qu'on ne pût pas éviter de leur donner des remèdes fastidieux; elle n'admettait pas que, sous prétexte de maintenir la résistance vitale, on enlevât l'appétit aux malades, et qu'à la fatigue de la maladie on ajoutât la fatigue du médicament.

Elle fit usage des granules de Smiline sans interruption, ce qui constitue pour tous les remèdes et pour toutes les maladies une condition de succès.

Elle guérit. Quelle maladie avait-elle ? Avait-elle un cancer? Oui ou non? Si elle était morte on aurait dit oui; comme elle a vécu, il est convenu de dire non. Car il est admis que les cancers sont incurables : on accepte cette opinion sans la discuter comme un dogme et l'on ne fait pas attention que si on faisait de ce dogme une application générale, si on se servait de l'insuccès ou de la guérison pour diagnostiquer les maladies, on produirait un schisme des plus funestes, le quiétisme médical.

La tumeur dont il est question était dure, bosselée, douloureuse par moments et sans aucune trace d'inflammation. Elle ressemblait complétement à un squirrhe commençant; c'était à s'y méprendre : et quoique je n'ignore pas tout ce qu'on a écrit sur le compte de cette maladie; quoiqu'on ait dit que la cellule organique vue au microscope en soit le seul moyen de diagnostic et quoiqu'on ait avancé que cette cellule se forme toujours d'une manière primitive, sans qu'il y ait jamais dégénérescence, je me demande lorsque je pense à ce cas ou à des cas pareils : 1° si cet engorgement n'était pas un cancer commençant, un véritable cancer; 2° si la maladie continuant, la dégénérescence n'aurait pas eu lieu; 3° s'il n'en est pas des cancers comme des autres maladies qui sont curables lorsqu'elles sont traitées à temps; par conséquent, si on ne peut pas tenter de guérir les cancers, ou du moins si on ne peut pas en arrêter les progrès.

Or, par quelles raisons les divers médicaments qui avaient été conseillés furent-ils interrompus d'abord, puis abandonnés?

J'ai cherché à découvrir les moyens qui avaient été mis en usage et je suis arrivé aux conclusions suivantes : L'iodure de potassium fut conseillé en premier lieu, il occasionnait des maux de tête violents : il imposait l'obligation de visites journalières; il assujettissait tantôt d'une façon, tantôt d'une autre, soit en exigeant l'immobilité auprès d'une bouilloire, soit en obligeant à des courses en ville. En second lieu la teinture d'iode fut indiquée; elle fit naître une inflammation de l'arrière-bouche ainsi qu'une irritation de l'estomac; puis elle avait des inconvénients analogues à ceux occasionnés par l'iodure de potassium. En troisième lieu la ciguë fut employée ; c'est un médicament infidèle, qui peut tromper, et qui nécessite des tâtonnements. La ciguë occasionna des troubles nerveux et des obligations pareilles aux précédentes. En quatrième lieu ce fut l'acide arsénieux qui fut administré : on le comprendra facilement, les contraintes de part et d'autres devinrent plus fortes.

Ce fut alors qu'on eut recours aux granules de Smiline qui guérirent une maladie qu'on aurait pu croire incurable.

Si j'ai cité cette observation ce n'est pas dans le but de mettre en évidence un fait isolé, car je pourrai relater plusieurs cas pareils qui me sont acquis. J'ai cité cette observation parce que je trouve en elle trois enseignements que voici : 1° mes granules ont été employés sans occasionner le moindre dérangement, au nombre de six en commençant par deux, chez une personne délicate et difficile qui n'avait pas pu s'habituer aux anti-diathésiques ordinaires; 2° ils ont été efficaces contre une maladie qui aurait pu passer pour la plus haute expression du diathésisme ; 3° cette observation concourt à prouver que les médicaments composés sont supérieurs aux médicaments simples.

Certes on sait bien que les formules des médicaments composés abondent dans les livres, mais on sait aussi que ces formules qui datent d'une autre époque ne sont plus en rapport avec les besoins d'aujourd'hui. Quant à moi, je ne puis jeter les yeux sur mon recueil de médicaments sans songer à ces armes défensives que l'on relègue pour mémoire aux Musées des antiques parce que les hommes de nos jours n'oseraient plus s'en servir.

Il est juste de dire que les formules qu'on employait autrefois peuvent être modifiées : lorsque ces modifications ont lieu sans conserver les rapports des substances qui les composent, il faut un travail faible, il est vrai; une attention particulière toutefois, et leurs effets sont gravement compromis ; si on veut conserver ces rapports, on ne pourra pas le faire sans une attention plus grande, sans un travail plus marqué.

Serait-ce pour cela que l'on parle tant de l'ennui de formuler ? Nous verrons ce qu'il faut en penser.

L'ennui de formuler existe-t-il réellement ?

Voilà bien une question délicate, dangereuse, capable d'éveiller toute sorte de susceptibilités et sur laquelle il ne conviendrait pas de se prononcer ; je ne veux donc que l'effleurer. Mais je suis obligé pour apprécier le travail que comporte une journée médicale d'attendre un médecin à son lever et de le suivre.

Il est très-affairé ; en ville, il a des malades à domicile et à l'hôpital ; à la campagne, il est attendu en même temps aux quatre points cardinaux. La plupart du temps les jours ne sont pas assez longs pour lui.

Monsieur, lui dit à son réveil une personne qui l'attend (1), je vous amène mon enfant qui a toujours les vers et qui pourtant ne mange pas de crudités ; il a pris des vermifuges de toute sorte, des toniques de toute espèce ; malgré cela il rend toujours des lombrics et il dépérit.

L'homme de l'art réfléchit alors et se demande quel est le médicament satisfaisant pour opposer à cet état diathésique non douteux. Il s'adresse mentalement à telle ou telle substance ; partout il rencontre des inconvénients ; il conseille enfin comme anti-diathésique — la tisane de houblon édulcorée avec du sirop de gentiane. — Il sait tout ce que cela laisse à désirer ; cette pensée ne lui sied guère ; l'ennui de formuler est-il là ?

A l'hôpital il trouve trois malades nouveaux, une jeune fille, un jeune homme et un enfant. Nous ne parlons pas des malades anciens, les prescriptions anti-diathésiques ayant été formulées pour eux la veille ou les jours précédents.

La jeune fille est atteinte de chlorose ; elle a employé à plusieurs reprises le quinquina, le fer, la poudre ferro-manganeuse. Toutes les fois elle a été soulagée, mais jamais elle n'a été guérie, jamais elle n'a eu des forces suffisantes pour faire un travail de quelque durée.

Quel traitement l'homme de l'art indiquera-t-il ? Le même qui a été employé, du quinquina ou du fer, du fer ou du quinquina, prêt à recommencer lorsque, après une diminution temporaire, les symptômes de la maladie s'aggraveront encore.

Il y a là sans doute une cause de découragement, de désillusion : l'ennui de formuler n'est donc pas une expression vide de sens.

Les meilleurs toniques, les toniques les plus sûrs, les toniques par excellence, ne sont pas les préparations ferrugineuses ou le quinquina qui ne s'adressent qu'aux symptômes des maladies, mais bien les médicaments qui sont dans le cas d'occasionner quelques modifications primitives, d'avoir quelque influence sur les causes premières.

Je continue. Nous sommes à l'hôpital. Voici un jeune homme atteint de phthisie pulmonaire.

Les remèdes prescrits contre cette maladie sont nombreux.

Contre la fièvre, on emploie les tisanes émollientes, le lait d'ânesse, les bouillons de poulet, la digitale, l'eau distillée de laurier-cerise ou d'amandes amères, un à quatre grammes dans une potion.

Contre la toux, les opiacés, les antispasmodiques.

Contre les sécrétions bronchiques, le baume de tolu, le goudron.

Contre les sueurs nocturnes, le tannin, le quinquina.

---

(1) Tous les exemples que je vais citer dans cette lettre sont susceptibles de la médication anti-diathésique par les granules de Smiline.

Contre les quintes hémorrhagiques, le ratanhia, l'aloès, les suppositoires, les sangsues à l'anus.

Contre la dyspepsie, les amers, les eaux gazeuses.

Contre les dérangements d'estomac, les astringents divers.

Contre l'irritation, les vésicants, les exutoires.

Contre la difficulté de l'expectoration, la tisane d'aunée, le polygala, l'oxymel scillitique.

Contre la maladie elle-même, abstraction faite de tous ses symptômes, l'huile de foie de morue, l'iodure de fer.

Ces deux dernières substances sont en effet des anti-diathésiques. Dans certaines circonstances, où il suffit de les employer aux doses alimentaires, ce sont deux bons médicaments ; mais dans tous les autres cas ils sont impuissants à procurer par eux-mêmes des guérisons. Dans la maladie qui nous occupe l'huile de foie de morue se trouve toujours indiquée et contre-indiquée en même temps, parce qu'elle enlève du premier coup l'appétit qui est si nécessaire au maintien des forces, et l'iodure de fer donné à la dose alimentaire de dix centigrammes est sans effet, à doses plus forte il est mal toléré.

Certes, s'il n'y a pas là quelque ennui pour formuler, je ne m'y connais pas.

Je ne parle pas de l'arsenic qui a été mis en usage à la dose de sept milligrammes contre cette maladie qu'il n'a pas guérie. Du reste ce médicament et cette dose ont effrayé beaucoup de médecins qui n'ont jamais osé les conseiller et je trouve qu'ils ont eu raison ; je suis du nombre.

On ne peut donc pas s'empêcher de reconnaître que le remède anti-diathésique de la phthisie est encore en question. Quant à moi, je propose les granules de Smiline et je les propose non sans raison. Si cela rentrait dans le cadre de mon sujet, je pourrais citer plusieurs cas de phthisie pulmonaire qui ont été guéris par ces granules. Mais ces observations occuperaient trop d'espace, prendraient trop de temps ; je dois être aussi bref que possible ; je passe donc et je continue.

Nous arrivons auprès d'un enfant d'une douzaine d'années environ ; il est atteint du carreau.

Quel est le remède satisfaisant contre cette maladie ? Est-ce le soufre ou l'antimoine ou la baryte ? Les badigeonnages avec le glycérolé de ciguë, avec la teinture d'iode pure ou mitigée d'alcool ; les bains salins, aromatiques ou iodés suffisent-ils ? Les résultats prouvent que non. Mais alors que formule-t-on contre elle ? Rien. O ennui ! Pourtant les granules de Smiline à la dose d'une par jour seraient dans le cas de remédier à cet état diathésique non douteux, sans fatiguer ni l'estomac, ni les intestins plus impressionnables dans cette maladie que dans tout autre.

Au moment de sortir de l'hôpital on amène un enfant ; ensuite le médecin est mandé en ville et chez lui.

Cet enfant est atteint d'ophthalmie ; il ne peut ouvrir les yeux ; pour la quatrième fois la maladie se déclare et chaque fois elle a duré plusieurs mois avec des alternatives de mieux et de plus mal.

C'est encore ici le cas d'être mécontent.

Mais que fera-t-on ? Ce qu'on a toujours fait, sauf à recommencer lorsque l'ophthalmie reparaîtra après avoir cessé pendant quelque temps.

En ville on est dans l'attente, dans l'impatience ; il s'agit d'un homme jeune encore qui vomit le sang.

Le médecin se rend à la hâte auprès de lui. Vite des sinapismes aux extrémités, des ligatures aux membres, des vessies de glace sur l'estomac, des limonades végétales d'abord, minérales ensuite. Mais parmi tous ces moyens il ne se trouve aucune garantie pour l'avenir.

Cette visite terminée, il revient chez lui où il trouve comme je l'ai dit un jeune homme qui l'attend, un jeune homme atteint de spermatorrhée. Il le connaît ; bien souvent il a été prié de lui donner des soins et déjà il lui a conseillé les divers médicaments employés contre sa maladie. Cependant le malade se plaint d'éprouver toujours une grande faiblesse à certains moments de la journée. Il n'est donc pas guéri.

Le médecin en l'apercevant suspend ses pas tant il est....... indécis ; il ne l'aborde que lentement et pour se donner le temps de la réflexion ; il le questionne à plusieurs reprises. Il comprend que la constitution de ce jeune homme a besoin d'être modifiée ; mais il aperçoit des difficultés, puisqu'il hésite.

Il existe des maladies dont les médicaments se vulgarisent tous les jours, parce que les malades qui en sont atteints se les disent.

Les personnes qui s'immiscent dans une science qui leur est étrangère ne peuvent se servir que de leur mémoire, jamais de leur jugement ; elles ne considèrent toujours que les espèces, quoique bien souvent elles dussent remonter aux classifications. Toutes choses dont l'homme de l'art subit quelquefois la malencontreuse influence.

Dans la maladie qui nous occupe, le médecin ne peut conseiller que le bromure de potassium, le seigle ergoté, le lupulin, les ferrugineux, sans s'exposer à passer pour avoir tort quand même il aurait mille fois raison.

Nous continuons.

Les malades de l'hôpital ayant été vus, les visites ou les consultations accidentelles ayant été faites, le médecin doit se rendre au plus tôt en ville chez ses autres nouveaux malades.

Ceux-ci sont au nombre de trois : un jeune homme atteint de fièvre intermittente ; une femme qui souffre d'un catarrhe vésical ; un homme qui porte une maladie du foie.

Certes, quoique je parle de fièvre intermittente, je ne prétends pas faire la guerre au sulfate de quinine ; j'avoue au contraire que ce médicament ne peut pas être remplacé dans cette maladie ; mais je ne crains pas d'être contredit en affirmant qu'il ne s'adresse qu'à l'intermittence. Le sulfate de quinine coupe la fièvre, c'est beaucoup et l'on aurait tort de compter pour cela sur un autre médicament. Mais dans la pratique il se présente bien souvent des cas de fièvre intermittente récidivée où l'on ne peut jamais mettre en cause l'influence paludéenne et où il est prouvé que ces maladies viennent plutôt du dedans que du dehors. Dans ces cas l'emploi d'un médicament anti-diathésique se trouve si bien indiqué que c'est là le seul moyen d'obtenir une guérison définitive.

Nous avons hâte d'arriver auprès de la malade atteinte de catarrhe vésical.

Quoique cette maladie et la cystite soient distinctes dans les livres, elles sont réunies bien souvent chez les malades. L'état inflammatoire dure peu ; après les émollients viennent les balsamiques, goudron et térébenthine cuite ; après les balsamiques les bains sulfureux, les bains de vapeur térébenthinés et c'est tout. Tout est dirigé contre le symptôme le plus apparent, le catarrhe, comme si les catarrhes dans ces cas ne dépendaient pas de la localisation des différentes diathèses sur la vessie.

Nous voici à la maladie du foie.

Vous remarquerez que je ne parle ni de la congestion de cet organe, ni de son inflammation, ni de son induration, ni de son hypertrophie, ni de ses autres états pathologiques, maladies dont les symptômes différents réclament des traitements divers, mais qui sont toujours justiciables de la médication anti-diathésique à des moments plus ou moins rapprochés de leurs origines. Voilà pourquoi je généralise ces maladies que tout le monde, du reste, généralise.

Le foie par son organisation volumineuse et compacte favorise le développement des tumeurs : on peut dire que la tumeur est l'évolution dernière à laquelle tendent toutes les maladies de cet organe ; par extension on peut même dire que toutes les maladies tendent à cette forme.

La tumeur est l'expression de souffrance de la cellule organique ; elle est le fait de l'intromission d'éléments morbides parmi les mollécules primitives de celles-ci. Quand on n'a pas une lésion de fonctions, que peut-on avoir, sinon une lésion d'organes ?

Maintenant de la ville nous allons passer à la campagne et dans les villages voisins. Le médecin, avons-nous dit, est attendu ici et là dans la banlieue, aux points les plus opposés ; nous le suivrons afin de voir avec lui les malades qui l'attendent ; cependant nous ne nous départirons pas de la règle que nous nous sommes imposée, nous ne dirons rien des malades anciens et nous ne parlerons que de ceux du jour.

Au premier village où nous allons, un homme jeune encore nous attend ; nous nous hâtons et nous nous trouvons bientôt en face d'un malade atteint d'une névralgie intercostale. Il souffre, nous cherchons à le consoler et nous le prions de nous raconter ses antécédents.

Avec l'aide de sa famille nous apprenons les détails qui suivent.

Sa mère est morte de l'affection d'une glande après avoir longtemps souffert; son père qu'il n'a pas connu a été enlevé jeune encore par une *sueur rentrée;* il n'a jamais joui lui-même d'une bonne santé; quand il avait trois ans il a failli succomber à la suite d'une fièvre dont il ne pouvait plus se relever; il a eu la rougeole, la scarlatine, les vers, des glandes, des attaques d'ecclampsie, enfin une bonne partie des maladies de la première enfance. A une certaine époque, vers sa vingtième année, il a éprouvé des attaques de nerfs, des spasmes; tous les hivers, il est obligé de garder la chambre, il est enrhumé; ajoutez à cela un teint particulier et d'autres indispositions secondaires, fugaces, qu'il est inutile de relater ici.

Ici, comme dans les maladies précédentes, le diathésisme est évident; et cependant il serait impossible de dire à quelle diathèse nous avons affaire. Le diathésisme est ainsi presque toujours un Protée qui se montre à nous sans qu'on puisse déterminer quels sont les éléments qui le composent et sans qu'il soit possible de reconnaître quel est celui qui le caractérise le plus. Aussi lorsqu'on se propose de l'atteindre par un moyen composé d'un seul facteur, on procède à tâtons, on s'expose à des pertes de temps; il ne peut pas en être ainsi en employant un moyen complexe.

Je ne me dissimule pas les objections qui peuvent être soulevées par mon dire et je me réserve d'y répondre dans une prochaine lettre. Il serait donc injuste de préjuger cette question.

Au second village les malades sont tous anciens, nous ne trouvons donc que des traitements déjà formulés; mais à peine sommes-nous partis qu'on nous appelle, qu'on nous arrête et nous avons bientôt sous les yeux un homme atteint de fistule lacrymale accompagnée comme cela a lieu presque toujours d'une affection crôûteuse de la narine ainsi que d'une maladie des glandes de Meibonius, (blépharite glanduleuse). Ici, ce n'est pas le moment de faire de longs discours, ce n'est pas le cas d'écrire de longues formules; vite un petit carré de papier, un crayon et voilà la pommade de Jannin, vésicatoire et purgatif. Et puis ? est-ce tout ? Plus rien ?

Pour accomplir la tâche de la matinée, il faut aller encore dans les chaumières, dans les granges, parmi lesquelles nous en distinguons une où se trouve un malade nouveau, un jeune garçon atteint d'otite.

Ce jeune homme est fatigué depuis tantôt une semaine; il a supporté tant bien que mal la fièvre et les maux de tête des jours précédents, puis lorsqu'un écoulement s'est produit à son oreille il s'est effrayé et il a fait appeler son médecin.

Par quel remède sera-t-il guéri ?

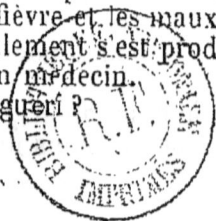

Quelque temps après la visite faite à ce dernier malade, nous nous retrouvons au point d'où nous sommes partis, à la ville.

Cependant il ne faut pas croire que notre œuvre journalière soit achevée ; nous aurons bientôt à faire d'un autre côté des courses nouvelles, soit en campagne, soit dans deux villages différents.

Mais on s'abuserait si l'on croyait que nous trouvons le repos en arrivant.

Deux malades nouveaux nous attendent en ville ; un d'eux est venu nous trouver.

Celui-ci est atteint d'un torticolis ancien très-douloureux par moments ; c'est une affection musculaire et névralgique à la fois, comme sont beaucoup de rhumatismes.

Lorsqu'on a une douleur on applique un vésicatoire ou des sangsues ; on fait usage de bains de vapeur ou de baume opodeldoch et tout est fini, à moins que l'on n'aille passer une saison aux eaux par distraction ; mais les remèdes à l'intérieur, qui faciliteraient la guérison, qui donneraient des garanties contre les récidives, généralement on ne les emploie pas. Lorsque l'on considère la quantité considérable de maladies que l'on classe sons la dénomination de névralgies ou de rhumatismes on ne peut s'empêcher de reconnaître le nombre considérable d'entre elles qui pourraient obtenir des guérisons, si l'emploi des médicaments était facile, car généralement les personnes atteintes de douleurs ne consentent pas à suspendre leurs affaires et lorsqu'elles se décident à s'occuper de leurs maladies, ce n'est qu'à la condition d'y employer peu de temps.

Le malade qui nous attend en ville est atteint d'une affection de la moelle, affection qui a beaucoup de rapports avec les maladies précédentes, puisqu'elle est aussi caractérisée avant que la maladie se déclare par des douleurs et par des difficultés dans les mouvements. Mais ici les causes morbides au lieu d'agir sur les agents immédiats de la locomotion portent leurs influences sur l'organe central dont ils dépendent.

Hors les cas de contusions ou d'inflammations toutes les maladies de la moelle sont mal définies, mal définies par leurs symptômes ; cela ne prouve-t-il pas quelle place elles doivent avoir dans la question qui nous occupe ?

Il est une heure : nous avons retracé à peu près les deux tiers du travail de la journée ; il semble que le repos, que le calme ne seraient pas de trop ; mais les jours ne sont pas longs de reste. On attend. En route donc.

Dans une direction opposée à celle que nous avons suivie le matin, il y a encore des malades à visiter, soit à la campagne, soit dans deux villages.

A la campagne chez une famille aisée c'est une fille de quinze ans, grande, mince, pâle, sans appétit, sans force, sans volonté ; elle est toujours la même. A vrai dire elle est dans un état tel qu'il est impossible de préciser ce qu'elle a sans s'exposer à rester au-dessous de la vérité parce que les maladies les plus graves d'ici et de là peuvent à toute heure se déclarer chez elle. Pour le moment nous la trouvons assise au soleil auprès de la cheminée ; il fait chaud, elle a froid. Sa mère nous raconte qu'elle a eu avant hier ses règles, qui ont duré moins d'un jour, non en rouge, mais pour ainsi dire en blanc. Quant aux remèdes fortifiants de circonstance, il serait plus facile de dire ceux qu'elle n'a pas pris que ceux dont elle a fait usage ; actuellement elle se plaint d'éprouver une faiblesse plus grande que les jours précédents et elle en attribue la cause à la perte qu'elle a eue. Quel médicament faudra-t-il employer chez elle ? Les toniques ? Encore les toniques et toujours les toniques ?

Cette visite terminée, nous nous dirigeons ailleurs.

Chemin faisant nous avons la rencontre d'une femme qui réclame nos soins pour un enrouement avec aphonie presque complète : cette femme est sujette à cette affection. Pendant l'hiver précédent et une autre fois à une date plus éloignée elle en fut atteinte. On lui conseilla les sudorifiques, les fumigations, les rubéfiants, les vésicatoires ; mais voilà que le mal reparaît. Peut-on refuser d'admettre une influence occulte qui prime la manifestation de la maladie ? Cette femme par état est obligée à des éclats de voix : si elle était forcée à être courbée en avant comme les modistes elle aurait des gastralgies ; si elle faisait de longues marches, elle aurait des intertrigos ; si elle cousait à la machine, elle aurait des leucorrhées ; si elle se nourrissait de crudités, elle aurait une lienterie ; si elle brodait, une ophthalmie. Je n'en finirais pas si à propos de cette malade je voulais énumérer les différentes formes que peut prendre le diathésisme en passant d'un organe à l'autre.

Nous avons hâte d'arriver au village où nous allons. Les malades qui s'y trouvent datent tous des jours précédents et je relate seulement un cas de ménopause chez une femme qui se présente à nous sur notre chemin.

Cette femme est une mère de famille âgée de quarante-huit ans : elle mène une vie très-régulière ; elle fait un travail facile qu'elle considère comme une distraction. Il serait impossible de trouver chez elle en défaut les règles de l'hygiène et cependant elle se plaint. Depuis un an qu'elle n'a plus ses menstrues elle a des douleurs vagues, tantôt dans les seins, tantôt du côté de l'utérus ; elle se plaint surtout du bas ventre où elle éprouve de la pesanteur, quelques élancements, symptômes auxquels il faut ajouter un peu de constipation et des envies fréquentes d'uriner.

Cette femme est venue au-devant de nous pour venir au-devant d'un remède : n'en a-t-elle pas le plus grand besoin ? Elle en demande un : lequel ?

Au dernier village, sitôt que les malades des jours précédents ont été vus, nous sommes appelés auprès d'un malade nouveau ; c'est un homme atteint de crampes d'estomac. L'année dernière, presque à la même époque, il a eu la même maladie dont il a guéri par les moyens ordinaires, opiacés et évacuants. Mais ces remedes sont-ils suffisants ? Au moment où l'idée d'une autre médication est suggérée, le malade nous fait toucher un petit engorgement intestinal qui n'est pas une hernie, qui occasionne habituellement la constipation et qui est la cause première des crampes d'estomac.

Après cela, nous retournons ; il fait nuit. Mais la tâche journalière n'est pas accomplie ; à la ville, il faut faire la visite du soir aux malades qui ont été vus le matin ; de plus, deux cas nouveaux se présentent, l'un à l'hôpital et l'autre à domicile.

A l'hôpital se trouve une fille qui eut d'abord des furoncles, puis une métrorrhagie inquiétante, puis un zona et qui éprouve maintenant des douleurs intolérables à la place où l'éruption s'était manifestée.

Je vous le demande, ici les calmants de toute sorte peuvent-ils produire des résultats durables ?

A domicile, un client s'impatiente, obligé de garder la chambre à cause d'une attaque de goutte : les premiers symptômes passés, que doit-on conseiller en même temps que le colchique ?

Cette visite est la dernière de la journée ; il est temps de goûter le repos.

Vient ensuite la nuit ; le besoin de sommeil se fait sentir.

Après avoir voyagé par monts et par vaux, après avoir éprouvé toute sorte d'émotions, ce n'est pas trop que de ressentir pendant quelques heures l'influence bienfaisante des songes.

Mais non, il est minuit : on sonne, il faut se lever ; ô destin ! on soulève avec peine ses paupières appesanties, on sort d'un rêve et la réalité n'apparaît que peu à peu.

C'est un nouveau malade qui réclame des soins, il est pris d'une hémorrhagie intestinale ; il s'effraie, il demande à employer autre chose que des lavements, autre chose que des émollients, des toniques ou des astringents ; a-t-il tort ?

Maintenant finit ici ce que je devais dire pour aujourd'hui. Il est temps de se reposer tout de bon jusqu'au jour et demain les mêmes travaux recommenceront.

Demain, dans toutes ces maladies les symptômes auront changé, le diathésisme sera le même.

Mais qu'est-ce donc que l'ennui de formuler dont on parle ? Serait-ce la difficulté de trouver un médicament qui pût s'allier à toute cette gymnastique médicale, à toutes ces agitations, à tous ces troubles, qui ne permettent que d'une manière tout à fait imparfaite les bonnes réflexions du cabinet ?

Dans cette supposition les granules de Smiline auraient aussi leur raison d'être.

Cependant si vous vous attendiez à ce que je vous dise que je crois à cet ennui de formuler, vous auriez tort, bien tort, n'en doutez pas ; vous vous abuseriez grandement.

Comme ayant rapport à la question dont je vous ai entretenu dans la lettre précédente, je dois vous parler dans celle-ci des préoccupations médicales et de l'insuffisance de notre mémoire.

On aurait une idée bien incomplète de la médecine si on la faisait consister dans des courses à travers les champs ou à l'intérieur des villes; sans doute le médecin sacrifie ses forces à ses malades, mais il lui sacrifie aussi ses loisirs, sa tranquillité; nuit et jour il réfléchit au moyen dont il dispose pour arracher des victimes à la mort; sa pensée est toujours en prise avec l'adversité; c'est un beau rôle sans doute, mais c'est un rôle qui use.

Le médecin n'est donc jamais seul, il a toujours pour compagnes obligées, ses préoccupations; il y a sans cesse pour inquiéter son existence un, deux ou trois malades qui se succèdent tous les jours en se partageant son attention, deux ou trois malades qui le dominent et dont il lui est difficile de se détacher.

Vous connaissez le rhumatisme articulaire aigu. Je choisis cette maladie entre mille; il n'existe pas d'affection plus lourde à traiter à cause des complications si rapidement mortelles qui se déclarent trop souvent, tantôt du côté du cerveau, tantôt du côté du cœur. Or, si un médecin, sur le point d'aller pour la seconde ou la troisième fois auprès d'une personne atteinte de cette maladie, est interrogé par un autre malade, quelle est la conversation qui doit s'établir entre eux ? je vous le demande.

La voici telle qu'il est naturel de la supposer avec les sous-entendus :

Le médecin. — Ces sueurs copieuses dépendent-elles de la maladie pure et simple (1), ou sont-elles dues à une complication, à une fièvre subintrante diaphorétique ?

Le malade. — Je tousse et puisque je vous rencontre j'ai jugé à propos de vous consulter.

Le médecin. — Depuis combien de temps ? (à part) : Mon rhumatisant a été saigné; la langue n'est pas saburrale; du reste il a pris de l'ipécacuana et de l'huile de ricin.

Le malade. — Depuis quinze jours.

Le médecin. — Souffrez-vous ? (à part) : Les douleurs des articulations ont diminué, mais la fièvre a augmenté : cela n'est pas rassurant.

Le malade. — Pas précisément; la toux seule me fatigue.

Le médecin. — Avez-vous bon appétit ? (à part) : Il y a danger

(1) Les symptômes du rhumatisme articulaire aigu alternent dans ce dialogue avec les symptômes de la bronchite.

d'une péricardite et d'une méningite ; quelque métastase peut se développer instantanément sur le cœur ou sur le cerveau.

Le malade. — Nullement, j'ai le dégoût ; je ne mange pas.

Le médecin. — N'avez-vous pas de coliques ? (à part) : Cette sueur épuise les forces ; elle n'est accompagnée d'aucun frisson, d'aucune exacerbation ; que dire ?

Le malade. — J'ai souvent des douleurs d'entrailles, souvent des dérangements d'estomac.

Le médecin. — Prenez du sirop de mou de veau, c'est bon (à part) : Oh ! que le rhumatisme articulaire aigu est une maladie inquiétante ! Je crois que je me déciderai pour le sulfate de quinine.

Le malade. — Et pour tisane ?

Le médecin. — Du lichen d'Islande. (à part) : Que pourrait-on faire pour prévenir tout accident ?

Le malade. — Et puis ?

Le médecin. — Rien.

Telle doit-être à peu près la conversation que nous avons supposée et nous dirons : *ab uno disce omnes.*

Cela est dans l'ordre des choses : tout ce qui a du volume, du poids, de l'importance, prédomine sur ce qui en a moins ; c'est une règle dont l'application est générale en tout et partout ; nul ne peut la changer. En physique, en astronomie on reconnaît les lois de la pesanteur ; en psychique on doit également admettre celles de l'attraction.

Ici, en parlant comme on parle vulgairement, je dirai que c'est aussi ce qui est le plus lourd qui entraîne ce qui l'est moins.

Les médecins se plaignent bien souvent avec raison de leurs cassements de tête : pourriez-vous me dire ce qui peut contribuer à diminuer le nombre des maladies *à répétition* et quelle est la cause de la réputation qui a été faite à l'eau de rose, à l'eau de mélisse, à l'onguent de la mère et *tutti quanti* ?

J'arrive à la seconde et dernière partie de cette lettre.

Comment la mémoire, quelque bonne qu'elle soit, peut-elle être infidèle ?

Avant tout je dois faire observer que ce que je veux prouver ne se rapporte nullement à la médecine des symptômes qui varie tous les jours, tandis qu'en bonne règle le traitement anti-diathésique doit être institué d'abord et continué jusqu'à la fin.

C'est pour ce dernier seul que la mémoire peut être insuffisante.

En effet les symptômes, en se renouvelant rappellent toujours les moyens qu'on doit leur opposer.

A-t-on affaire à de l'assoupissement ? C'est du café qu'il faut. — A des aigreurs ? C'est de la magnésie. — A de l'adynamie ? C'est du quinquina — A des aphtes ? C'est du borate de soude. — A des ascarides ? C'est du semen-contrà.

La maladie apparaît-elle avec une céphalalgie ? Que donne-t-on ? De l'éther. — Avec des coliques ? Du laudanum. — Avec de la

constipation ? De la manne. — Avec des contractions ? De la bella-
done.

Contre la douleur il y a le chloroforme ; contre la diarrhée, les
astringents; contre la dysménorrhée, la valériane; contre la dyspepsie, la pepsine ; contre la dysphonie, l'alun ; contre la dysurie, le
camphre.

Tout catarrhe fait penser aux balsamiques ; tout embarras intestinal, aux purgatifs ; tout état bilieux, à l'ipecacuana ; toutes flatuo-
sités, à la menthe ; toutes granulations, aux caustiques ; toute hémorrhagie au ratanhia.

On oppose aux hydropisies, la scille ; à l'hypocondrie, l'assa fœti-
da ; à l'hystérie, les valérianates ; aux inflammations, les anti-phlogistiques ; aux intermittences, le sulfate de quinine; à la métrorrhagie, le seigle ergoté ; aux paralysies, la strychnine ; au pyrosis, la
craie.

Le colchique est pour les symptômes artromusculaires ; la digitale pour ceux du cœur ; les acides pour ceux du scorbut; le tannin
pour les sueurs ; l'acide carbonique pour les vomissements.

Je ne prétends pas que ces médicaments ne puissent pas être rem-
placés par des médicaments similaires, mais je tiens à poser comme
un principe admis que la symptomatologie suggère chaque jour une
nouvelle expression thérapeutique.

Sous ce rapport le rôle du médecin est facilité.

Il n'en est pas de même lorsqu'il doit prescrire de nouveau un
traitement anti-diathésique déjà commencé et c'est ici précisément
que toute mémoire humaine peut se trouver en défaut.

·A tout il faut des preuves.

Transportons-nous dans une grande ville, chez le médecin le
plus affairé, au moment où il a l'habitude de donner ses consultations. Après avoir fourni d'ici et de là un travail pareil à celui qui a
été fait par son confrère le médecin de campagne, le maître arrive,
fatigué par l'insomnie, surexcité et obsédé.

Dans une pièce contiguë à son cabinet une vingtaine de malades
attendent leur tour.

Chaque jour, aux mêmes heures, ce nombre se renouvelle ; les
mêmes personnes ne reviennent qu'après un laps de temps qu'on
peut évaluer à huit ou dix jours, ce qui donne un chiffre assez élevé
aux consultations qui ont lieu chaque semaine.

Il y a là des affections de toute sorte : nous nous garderons bien
de les passer en revue ; à vingt par jour, cela ferait deux cents observations à produire, si nous voulions entièrement tenir compte
des affaires courantes. Vraiment cela serait fastidieux ; nous nous
contenterons d'en citer une pour exemple ; ainsi, il sera facile de
suppléer à ce que nous ne dirons pas.

Voilà qu'une personne est en train de raconter sa maladie ; c'est
une femme d'un âge mur ; elle a un eczéma avec épaississement de

la peau et par retentissements ou par circonstances une métrorrhagie légère.

Si le médecin voulait se borner à conseiller des moyens palliatifs, à faire la médecine des symptômes, il pourrait conseiller suivant les périodes de la maladie, contre l'inflammation toute la série des antiphlogistiques, depuis la saignée jusque aux bouillons de veau ; contre l'irritation de l'épiderme, les bains simples, émollients, gélatineux, alcalins ; contre le prurit, les applications calmantes ; contre l'hémorrhagie utérine, la tisane d'ortie ; contre l'insuffisance de la fonction cutanée, les diurétiques ; contre la turgescence de la peau, les purgatifs.

Il est vrai que par ces moyens les symptômes ne tarderaient pas à disparaître les uns après les autres, mais la maladie ne tarderait pas à récidiver.

C'est qu'il y a autre chose à faire qu'une médecine palliative.

Entre autres moyens accessoires, voici le médicament principal qui est conseillé :

Extrait de ciguë — cinquante centigrammes.

Sulfure d'antimoine — cinquante centigrammes.

Extrait de douce-amère — cinquante centigrammes pour dix pilules ; à prendre une le matin.

Dix jours après la même personne revient ; elle trouve la même affluence.

En l'apercevant le médecin ne se souvient pas bien si c'est une consultante nouvelle ou si elle est déjà venue.

Indécision tout à fait naturelle du reste.

Il s'incline et attend.

— Monsieur, lui dit la malade, en découvrant la partie affectée d'eczéma, j'ai fini de prendre ce que vous m'aviez conseillé et.....

— Parfaitement, lui répond aussitôt le médecin, et vous êtes venue il y a.....

— Il y a dix jours.

— Oui, dix jours ; c'est cela.

Puis, à part il se demande quels étaient les remèdes qui avaient été indiqués et sous quelle forme ils avaient été préparés. La malade avait-elle pris du sirop, des pilules ou des gouttes ?

Impossible de se le rappeler.

Dans la conversation, une circonstance heureuse survient.

— Les premières que je prenais, lui dit la malade, s'arrêtaient à mon gosier.

C'étaient donc des pilules : mais comment étaient-elles ?

— Elles s'arrêtaient à mon gosier, dit la malade ; puis elle ajoute : cependant elles n'étaient pas bien grosses ; à peine avaient-elles le volume des petits pois.

Elles étaient donc comme des pilules ordinaires, comme des pilules de quinze centigrammes.

Quoique l'habitude des consultations fasse acquérir l'aptitude à *accoucher* les esprits, on ne peut guère arriver à connaître que la forme et la capacité de ce qui a été employé précédemment ; aller au delà, chercher à découvrir dans des circonstances semblables par quelles substances étaient composées des pilules, des sirops ou des gouttes conseillés dix jours auparavant, c'est entrer dans le champ des suppositions, c'est poursuivre un résultat qu'on n'est jamais sûr d'atteindre.

On conçoit que celui qui n'est pas très-affairé puisse par exception se rappeler dans tous ses détails une formule qu'il avait écrite dix jours auparavant ; mais il ne peut pas en être ainsi de celui qui à une clientèle urbaine et rurale étendue ajoute deux cents consultations tous les dix jours.

Ce n'est pas sans motif qu'on cite l'exemple de Jules César, qui pouvait dicter à trois personnes à la fois des lettres sur des sujets différents. On a vu en cela un prodige ; l'intelligence humaine n'est pas allée au delà.

La médecine palliative étant la plus facile, quoique la moins sûre, étant surtout celle qui s'accommode le mieux à une clientèle nombreuse, cette impossibilité de se rappeler les formules précédentes sera toujours un obstacle à la pratique de la médecine telle qu'elle devrait être faite contre le Diathésisme.

Si on voulait ajouter trop de confiance aux indices, aux probabilités lorsqu'il s'agit de déterminer les remèdes qui ont été conseillés, on comprend qu'on pourrait choisir pour le sirop antiscorbutique le sirop de muriate d'or ; pour les pilules d'extrait de gaïac, pensée sauvage, douce amère, les pilules d'aconit ; pour les gouttes de teinture d'iode, les gouttes de Fowler.

Mais je suis porté à croire que des méprises pareilles n'ont pas lieu : dans le cas actuel j'admets que le choix se porte de nouveau sur les mêmes médicaments, extrait de ciguë, sulfure d'antimoine, extrait de douce amère.

A quelles doses seront-ils donnés ? Comment les nouvelles pilules seront-elles composées ?

Il est de règle que les différentes périodes des maladies soient combattues par des médicaments dont les doses se rapportent avec elles. Ainsi de la période d'*augment* jusqu'à celle d'*état* ou d'*arrêt*, les doses doivent être accrues et de celle-ci jusqu'à la fin, c'est-à-dire pendant toute la période de *déclin*, elles doivent diminuer.

S'il était possible d'être certain de se rappeler les médicaments prescrits à une consultation précédente, cela ne suffirait donc pas, il faudrait encore que leurs proportions fussent présentes à la mémoire. Or, comme une formule se compose de trois facteurs ordinairement, multiplions par le chiffre 3 le nombre 200 que nous avons posé précédemment et l'impossibilité dont nous parlons sera augmentée d'autant.

Mais précisons ; n'oublions pas que nous sommes auprès d'une malade et que les doses doivent être augmentées.

Formulons :
Poudre de ciguë — un gramme.
Sulfure d'antimoine — vingt centigrammes.
Extrait de douce amère — cinquante centigrammes.
Pour vingt pilules, à prendre une le matin, une le soir.

Ce n'est pas sans quelque satisfaction que je vais vous parler de mes granules.

Il me fallait mettre de l'ordre dans cet exposé, mais il me semblait entendre vos objections.

L'une me disait : — Qu'est-ce donc que cette doctrine dont il est ici question? S'agit-il de réduire la thérapeutique à une seule médication, la matière médicale à un seul remède?

Je répondrai à cette objection dans la lettre suivante.

L'autre disait : — Condenser les principaux anti-diathésiques pour les lancer sous le nom de granules de Smiline, c'est raide !

Je vais répondre à ceci :

Permettez-moi de vous rappeler un fait qui s'est passé entre nous il y a déjà longtemps. Nous discutions ensemble sur les deux médecines, sur l'allopathie et sur l'homœopathie ; il me souvient que vous vous engageâtes alors à ingurgiter devant moi, en un seul temps, toute une pharmacie homœopathique et que vous vous sentiez assez fort, assez convaincu, pour le faire sans craindre d'en éprouver le moindre inconvénient.

Par cela même, votre objection doit perdre la plus grande partie de sa valeur, toute son importance ; elle tombe.

Mais, me direz-vous : — Vous ajoutez donc foi aux doses infinitésimales ?

Voici ma réponse : Je ne puis pas admettre ce qui n'existe pas ; mais je crois au dynamisme des médicaments.

Je crois qu'il n'est pas nécessaire pour qu'une substance ait une action salutaire qu'elle soit sensible au fléau d'une balance.

Le dynamisme médicamenteux est une puissance incontestable ; où s'arrête-t-il? Nul ne le sait.

Ce que l'on sait c'est que ce ne sont pas les plus fortes doses qui sont suivies des plus grands effets; c'est que les résultats les plus favorables sont produits bien souvent par des agents qu'on n'a pas pu discerner. Dans ces cas, on met souvent ce qui se passe sur le compte de la nature qui est toujours *alma* ou *sæva parens*, tant elle est louée par les uns, blâmée par les autres.

Tout le monde sait que le dynamisme des médicaments a été cherché par plus d'un esprit investigateur; les uns n'ont vu dans ces recherches que des inutilités, les autres en ont admis les conséquences jusqu'à l'exagération.

Quant à moi, je n'éprouve que de l'admiration pour ces hommes qui cherchaient à enlever une partie du voile placé devant l'inconnu, et je pense que souvent nous sommes trop enclins à nous prendre pour terme de comparaison, à ne vouloir considérer que ce qui tombe sous nos sens

Pour moi, le dynamisme médicamenteux est une puissance qui résulte non de la densité, non du volume des médicaments, mais qui est inhérente à leur nature, à leur essence. Cette puissance, sans admettre qu'elle aille jusqu'à l'infini, il n'est pas douteux qu'elle peut se manifester au delà de toute faculté réactive.

Mes granules de Smiline répondent à ce dire.

Est-ce que vous me contesteriez le nom que je leur ai donné ?

Je ne le pense pas ; dans tous les cas veuillez m'écouter.

Si j'avais tenu compte de leurs applications j'aurais pu les appeler *Granules principaux*; mais ceci aurait été trop prétentieux.

Si j'avais voulu désigner leurs effets, je les aurai nommés *Granules anti-diathésiques*; mais cette dénomination aurait été trop exclusive.

Le nom de Smiline a l'avantage de ne pas être qualificatif ; il rappelle seulement un extrait de salsepareille qui entre dans leur composition.

A notre époque pas mal de préparations pharmaceutiques, fournies par d'autres que par des Liebig ou des Coindet, sont désignées par des mots qui ont une terminaison en *ine*, et je puis bien avoir entrevu un moyen de préparer l'extrait de salsepareille qui m'autorise aussi, sans découverte chimique proprement dite, à me servir de cette terminaison.

Dans les lettres précédentes je vous ai assez parlé de mon médicament pour que vous ne puissiez pas le considérer comme un remède secret, car il y a des remèdes secrets de tous les degrés, et, à tout prendre, tous les médicaments patronnés sont des remèdes secrets. Mais vous, médecin, vous ne devez pas avoir beaucoup de peine pour reconnaître les substances qui se trouvent dans mes granules ; aussi, si je ne vous en indique pas les doses, c'est pour de bonnes raisons, croyez-le bien.

Dans les formulaires n'y a-t-il pas déjà surabondance, excès ? Certes, ce ne sont pas les différentes préparations, les différents mélanges, les différentes proportions qui font défaut, car des médicaments on en trouve de toute sorte contre toutes les maladies ; il y en a tant qu'il serait impossible de se les rappeler tous, tels qu'ils sont

Je n'ai pas voulu accroître les difficultés déjà si grandes de l'art de guérir, d'autant mieux qu'une erreur légère, dans les doses proportionnelles, suffit pour enlever à un médicament toute son importance thérapeutique.

Oui, vous le savez, une formule est oubliée trop vite : puis, dans une formule, on est trop enclin à ne voir que les éléments dont elle est composée, et moi, médecin, s'il m'était permis de m'identifier avec tout ceci, je vous dirai que je veux être non une formule qu'on oublie, mais une doctrine.

Docteur et doctrine! voilà bien deux expressions qui ne contrastent pas ensemble : la seconde vient évidemment de la première. Si je ne craignais d'être pris au mot par les naïfs et les habiles, je ferai volontiers acte de modestie et je dirai que ces expressions me paraissent quelque peu sonnantes ; mais elles sont du domaine médical et je suis forcé de les accepter.

J'ai donc une doctrine.

Frappé de la multitude des systèmes, du nombre considérable des moyens de guérison qui semblent exclure les premiers principes de l'art de guérir, qui entraînent bien souvent les malades et avec lesquels le médecin est obligé de compter ; frappé surtout des inconvénients qui peuvent en résulter, j'ai cherché à apporter ma part de travaux pour maintenir l'art dans le sillon scientifique dont il ne doit jamais sortir.

Je l'ai déjà dit : — Ma doctrine est née de la vraie médecine traditionnelle.

Morborum omnium unus et idem modus est ; locus vero ipse eorum differentiam facit.

Il n'y a qu'une seule et même manière de guérir ; c'est donc la médecine anti-diathésique.

La place ou les conditions extérieures occasionnent seules les différences et constituent par conséquent la médecine des symptômes.

Hippocrate, comme on le voit, ne place celle-ci qu'en second lieu.

Dans la première lettre, j'ai exposé ce que je pensais des tempéraments.

Les tempéraments, ai-je dit, n'existent jamais à l'état isolé. — Il en est de même des diathèses.

Les diathèses nerveuses, séreuses, goutteuses, catarrhales, gastriques, pulmonaires, etc. etc. (car on a admis autant de diathèses que de maladies) sont des entités morbides qui ne sont distinctes que dans les livres.

Au lieu donc d'employer ces termes qui sont toujours impropres et qui ne suggèrent aucun résultat pratique avantageux, je crois qu'il vaut mieux les remplacer par un seul terme, par une seule expression, le Diathésisme.

En effet, au-dessus des manifestations nerveuses, séreuses, goutteuses ou autres, il y a quelque chose, un état particulier préexistant, un tout composé de plusieurs facteurs ; cet état, c'est le Diathésisme.

Les diathèses, telles qu'on les comprend, manifestes ou latentes, durent pendant deux ou trois générations, puis elles sont remplacées par d'autres, de sorte que les diathèses changent, mais le Diathésisme renaît à toutes les générations.

Le Diathésisme, évident chez les uns, peut être latent chez les autres pendant une grande partie de la vie ; tôt ou tard les maladies qui surviennent le rendent apparent.

Il existe à des degrés différents : ainsi on peut dire qu'il est tantôt toute la maladie, tantôt qu'il la domine et tantôt qu'il l'accompagne seulement.

Ce que j'entends par ce mot représente donc un ensemble d'idées spéciales : ce mot n'a donc dans le langage médical aucune espèce de synonyme et l'on aurait tort de lui donner, soit pour une raison, soit pour une autre, telle ou telle acception qu'il n'a pas.

Cependant, je dois faire observer qu'il répond à tous les besoins, qu'il sauvegarde toutes les susceptibilités, qu'il se prête à toutes les délicatesses, à tous les ménagements, qu'il est plus en harmonie que tout autre terme avec les exigences de notre siècle, car depuis la simple manifestation furonculeuse jusqu'à la maladie que les rois avaient la réputation de guérir, aux temps où il y avait des parias, c'est toujours le Diathésisme.

N'aurait-il pas d'autres mérites que ces considérations seules devraient à mon sens le faire accepter.

Mais l'universalité qu'il exprime existe.

Chaque jour le Diathésisme apparaît, soit dans les maladies chroniques, soit dans les maladies aiguës. A la vérité, dans celles-ci, bien des fois il n'a pas le temps de se montrer ; à cause de leur peu de durée, on n'observe dans plusieurs d'entre elles qu'une simple manifestation symptômatique.

Dans ces cas, c'est tantôt tant pis, tantôt tant mieux, mais parce que le Diathésisme est latent, on n'est pas en droit de le nier. Tous les jours les aveugles ne sont-ils pas obligés de croire ce qu'ils ne voient pas ?

En physique, en astronomie, en géographie, partout, le raisonnement conduit à la vérité. Sans l'induction, l'Amérique serait peut-être encore inconnue de nous et bien des corps célestes que nous nommons existeraient à notre insu.

En médecine, ne devons-nous pas aussi nous servir du raisonnement et dire que là où le Diathésisme n'est pas évident il occupe aussi sa place ?

Dans les maladies de deux ou trois jours où il n'a pas le temps de se montrer, on présume que les médicaments anti-diathésiques n'auraient pas le temps d'agir, et l'on ne cherche à combattre que ce qui tombe sous les sens.

Est-on certain d'avoir toujours raison ?

Il n'y a peut-être pas d'affections qui soient mieux caractérisées par leurs symptômes que les fièvres éruptives, varicèle, rougeole, fièvre scarlatine. Tous les jours les médecins peuvent observer que la plupart des sujets qui en sont atteints sont des enfants chez qui le Diathésisme n'est pas douteux.

Si cette cause est la première cause des maladies, pourquoi ne pas employer des anti-diathésiques dans ces cas, lorsqu'une issue funeste est à craindre ; car sait-on le laps de temps qui est nécessaire pour que l'influence des médicaments se fasse sentir ? Peut-on distinguer le moment où ils sont dans le cas de produire quelque effet, de l'époque où, après leur absorption, ils sont encore comme s'ils n'étaient pas ? ce sont là autant de problèmes que nous ne chercherons pas à résoudre. Mais, je vous le demande, pourquoi dans ces circonstances, dans ces maladies de deux ou trois jours, pourquoi ne tenterait-on pas ce moyen si simple et si rationnel de guérison ? Que pourrait-on craindre ?

Si maintenant nous voulions poursuivre la recherche du Diathésisme nous le trouverions toujours le même, alors que le cortége des symptômes n'existe pas encore ou qu'il n'existe plus, c'est-à-dire dans la période d'incubation ou dans la période de déclin des maladies.

Morborum omnium unus et idem modus est, a dit Hippocrate.

J'ai avancé quelque part en usant d'une licence de langage, j'ai avancé, dis-je, que l'incubation était la maladie de la diathese, voulant dire par là que dans l'incubation la maladie n'intéressait que la diathèse ; je pourrait dire également, en usant de la même locution, qu'à la fin des maladies aiguës il existe toujours une période où la diathèse est seule malade.

Le Diathésisme n'est pas l'homme certainement, mais c'est une partie de l'homme, et si nous faisons abstraction de l'individualité de chacun nous comprendrons qu'on peut se servir de ces expressions.

Je sais bien que, considéré en lui-même, le Diathésisme est un état pathologique, mais je sais aussi qu'il a besoin du concours des symptômes pour être distingué par le nom d'une maladie.

Or, dans l'incubation, que se passe-t-il ? Quelquefois un temps assez long s'écoule avant que l'affection proprement dite se déclare : pendant ce temps tout se passe de la même manière chez tous les malades. En ne considérant que cette période, il est clair que toutes les maladies sortent du même moule, sont calquées sur le même modèle, sont issues du même principe et qu'elles ne diffèrent entre elles que lorsqu'elles sont localisées.

Locus vero ipse eorum differentiam facit, a dit encore Hippocrate.

A leur déclin tout se passe aussi de la même façon que dans leur incubation. Dans les maladies aiguës, après que l'on a saigné, émétisé, purgé, il y a toujours une certaine durée, un temps de repos, un temps d'arrêt, où les symptômes ont disparu, où la convalescence n'existe pas encore ; ceci c'est encore du Diathésisme, c'est le Diathésisme de déclin, par opposition au précédent qui est le Diathésisme d'emblée.

Bien souvent pendant ces périodes, nous, médecins, nous nous bornons à faire de la médecine expectante et nous nous affirmons en disant : — *Voyez, nous ne pouvons rien faire ici et lorsque nous pouvons faire quelque chose, ce n'est que la médecine des symptômes.*

Et pourquoi ?

Cette déclaration se trouve suggérée par des sentiments très-louables, sans doute; mais avouer que l'on ne peut faire que la médecine des symptômes, n'est-ce pas déclarer qu'il y aurait à faire une autre médecine que l'on ne fait pas ?

Autrefois, pour les circonstances dont nous parlons, on ne mettait en usage que les tisanes ; aujourd'hui on fait plus, il faut le reconnaître, on s'est ravisé, et l'on donne le quinquina sous toutes les formes, quelquefois même les alcooliques.

C'est un progrès ; mais ce n'est pas tout.

On n'a vu dans le Diathésisme que la faiblesse qui en dépend et au lieu d'être dans le vrai on est à côté de la question. Autre chose, en effet, est la perte de force qui se déclare après une hémorrhagie accidentelle et la faiblesse qui survient sous l'influence d'une maladie ; pour guérir la première, il convient d'employer le quinquina et le fer ; pour combattre la seconde, on doit mettre en usage les anti-diathésiques, car le quinquina et le fer sont de simples toniques ; ils ne s'adressent qu'aux effets ; ils ne peuvent que pallier, c'est-à-dire que déguiser la maladie.

En les considérant à leur juste valeur, comme adjuvants, ils trouvent leur application, ils ont leur utilité pratique, ils peuvent relever les forces ou sinon en arrêter la déperdition. Mais leur action thérapeutique ne va pas plus loin, et lorsque dans le courant d'une maladie on sent qu'on a quelque chose de plus à demander aux remèdes, il convient de s'adresser en même temps aux anti-diathésiques.

L'incubation étant comme nous l'avons dit la *maladie de la diathèse*, la faiblesse qui se déclare après les premiers jours d'une affection morbide étant aussi la *maladie de la diathèse*, il est clair que la médecine expectante ne doit pas avoir sa raison d'être et qu'il doit toujours y avoir autre chose à faire que de se croiser les bras et d'attendre.

Que pourrait-on attendre en effet? Seraient-ce les manifestations du Diathésisme? mais ces manifestations elles-mêmes ne constituent-elles pas des leçons que nous donne la nature ? Au moment où elles apparaissent ne nous prouvent-elles pas le désavantage de la temporisation?

Ainsi, pendant toute l'incubation, lorsque la fièvre est modérée, l'expérience de chaque jour ne nous amène-t-elle pas aux conclusions que je formule en ces termes : Ou bien c'est un état où le Diathésisme sera apparent qui se déclarera et alors pourquoi perdre du temps ? Ou bien ce sera une maladie aiguë qui apparaîtra, maladie qui comportait peu de fièvre parce qu'elle avait de la peine à se dégager du Diathésisme, qu'on était en droit de croire liée à celui-ci, qu'on pouvait enfin, à cause de cela, espérer d'enrayer, et, en ce cas, pourquoi temporiser ?

Quant aux maladies sur-aiguës, leurs symptômes font explosion ; mais dans ces maladies même aussi bien que dans les autres, lorsque le calme est survenu, il se passe une période quelquefois assez longue qui se trouve constituée par ce que j'ai appelé le Diathésisme de *déclin*.

Dans bien d'occasions il me paraîtrait imprudent de ne pas y croire.

Lorsque les malades guérissent après avoir longtemps combattu, on voit apparaître à la peau ce Diathésisme, comme s'il voulait en démontrer aux plus incrédules, sous l'apparence d'un abcès, toujours sous cette même et unique forme, notez-le bien, quelle que soit la maladie, quels que soient l'âge, le sexe ou la constitution.

Ces abcès ont été appelés critiques parce qu'ils se trouvent liés à des crises salutaires : on peut même dire que la guérison des fièvres où ils se déclarent ne s'accentue que lorsque le Diathésisme a été ainsi repoussé au dehors. Cela ne prouve-t-il pas que l'on doit compter avec lui et qu'il nous est impossible d'apprécier les conséquences que son oubli peut entraîner ? Car, en présence des mécomptes, on ne peut rien affirmer. A tout prendre, je ne dirai pas *melius anceps*, mais je dirai *melius anti-diathesis quam remedium nullum* ; j'en ferai un précepte pour les cas où la maladie, ayant un temps d'arrêt, fera supposer le Diathésisme de déclin, car il n'y a rien qui soit livré au hasard, qui soit à craindre dans l'action des granules de Smiline et ce n'est pas pour ces granules qu'on doit dire *melius anceps*.

Enfin si, malgré tout, vous étiez incrédule, si vous persistiez à méconnaître l'action des anti-diathésiques dans les maladies aiguës, permettez-moi de vous demander pourquoi vous employez l'iode dans les attaques de goutte, l'ioduré de potassium dans les péricardites, le sulfure noir dans la fièvre typhoïde, l'arsenic dans la fièvre intermittente, dans le catarrhe pulmonaire, dans l'angine de poitrine, dans la bronchite capillaire ? D'où vient que vous donnez à l'aconit des applications si diverses ? Expliquez-moi pourquoi, dans les journaux de médecine, nous lisons tous les jours des observations de maladies aiguës qui ont été guéries par l'emploi de médicaments anti-diathésiques non douteux. Dites-moi si tous ces faits qui se trouvent éparpillés, lancés au hasard, sans liens et sans conséquence, ne méritent pas d'être coordonnés, d'être rattachés à une méthode qui pût servir de règle ?

Le Diathésisme, et non les diathèses, existe comme puissance morbide primitive.

En médecine, comme dans les autres sciences, on peut présumer qu'on ne connaîtra jamais tout ; il est des choses dont Dieu s'est réservé le secret et nous nous abuserions grandement si nous nous flattions de pouvoir tout approfondir.

A quelque école qu'on appartienne, quelle que soit la théorie qu'on défende, on est toujours obligé d'admettre des inconnus.

On ne saura jamais comment la cellule organique s'y prend pour élaborer ici une tumeur, ici une plaie, là une atrophie, là une dilatation. Mais cet inconnu pour tous étant admis, je dirai que, étant donné un sujet bien portant, un individu quel qu'il soit, je me fais fort de développer chez lui avec le temps, c'est-à-dire à l'âge où les différents états morbides se montrent, toutes les diathèses qu'on désirera.

Choisissez-vous celle du goître ?

Donnez pour boisson de l'eau non aérée, non iodée, impure ; reléguez dans des endroits bas, humides, sans soleil ; vous verrez bientôt le cou se tuméfier et la glande thyroïde prendre des proportions de plus en plus considérables

Voulez-vous une maladie des os ?

Gardez-vous d'employer les aliments phosphatés ; vous donnerez lieu à quelque carie, à quelque nécrose.

Préférez-vous un cancer ?

Défendez les chants, le rire, les conversations, les délassements, toute fréquentation ; parvenez à isoler non par force, mais par goût ; l'habitude n'est-elle pas une seconde nature ? En inspirant de la répugnance pour tout ce qui doit réjouir, pour tout ce qui donne de l'activité, vous développerez peu à peu la tristesse, la tristesse à tout propos, la lypémanie et, en dernier lieu, quelque dégénérescence.

Aimez-vous mieux une maladie du foie ?

Excitez l'ambition, faites arriver aux grandeurs, aux dignités à la fortune et puis suscitez une chute : Vous engendrerez ainsi le mal de Prométhée.

Vous déciderez-vous pour la fièvre typhoïde ?

Attendez que la statistique indique le règne de cette maladie : employez alors toutes les causes débilitantes qui agissent de préférence sur le système nerveux ; en même temps, n'oubliez pas chaque jour les écarts de régime ; prolongez le tout : la durée des causes doit être toujours proportionnelle à la force de chacun ; il est nécessaire que l'organisme descende au niveau du mal ; puis, lorsque les forces qui procurent la résistance auront disparu, ménagez quelque émotion, ensuite quelque refroidissement et la fièvre typhoïde apparaîtra.

Serait-ce la phthisie, la phthisie pulmonaire que vous désireriez produire ?

Il faut commencer par le commencement : faites naître l'anémie, rien n'est plus facile ; après cela donnez une profession qui oblige à de la volubilité ou à des éclats de voix ; séchez la poitrine ; faites passer indifféremment, sans transition du chaud au froid ; reléguez dans des lieux où il y a agglomération de personnes, où l'air n'étant pas renouvelé est vicié par la respiration de chacun ; faites usage des irritants pulmonaires ; en même temps que vous affaiblirez l'économie par la perte de salive si nécessaire à la digestion ; ménagez quel.

que autre perte, puis, au moyen de quelque contrariété profonde, allumez la fièvre et la phthisie devra se déclarer.

Voulez-vous donner lieu à des névralgies ?

En même temps que vous susciterez les idées ambitieuses, que vous les nourrirez et que vous les développerez, ne conduisez qu'à des succès insuffisants, incertains ; placez devant les yeux un mirage que vous éloignerez toujours ; après un certain temps le *genus irritabile* se manifestera, à la première occasion, n'en doutez nullement.

Vous plairait-il de transformer ces névralgies en rhumatismes ?

Suivez les préliminaires que je viens de tracer ; condamnez ensuite au repos et sequestrez dans des habitations humides.

Vous conviendrait-il mieux de les transformer en goutte ?

Avant tout ayez la précaution d'agir longtemps sur les reins par leurs excitants ordinaires, les alcooliques, ainsi que par les excitants généraux des organes génitaux urinaires; et si vous conseillez la bonne chère, si vous faites suivre les avis indiqués dans les deux articles précédents, il faudra bien que la sécrétion reinale se pervertisse tôt ou tard et que les douleurs articulaires apparaissent.

Je ne veux pas multiplier ces citations ; je ne demande pas que vous les preniez au pied de la lettre ; en tout il y a des exceptions, et ici il y a de plus la loi des balancements morbides, il y a les affections préexistantes avec lesquelles on est obligé de compter; mais vous reconnaîtrez, je n'en doute pas, que le Diathésisme existe comme puissance morbide primitive au lieu des diathèses.

S'il est vrai que les mots soient les monuments des langues, cette idée se trouve confusément exprimée par l'adjectif *strumeux*.

C'est en vain qu'on voudrait faire de ce mot un synonyme ; dans la langue française il n'y en a pas.

Le mot *strumeux* a sa signification propre ; c'est une épithète qui, se trouvant liée au nom d'une maladie, qualifie un principe, le Diathésisme dont nous parlons, et l'on peut dire qu'il signifie tout parce qu'il ne spécifie rien.

Cette acception est celle que je lui donne, c'est la seule que ce mot comporte; du reste, c'est aussi celle que lui attribue le plus grand nombre, j'allais dire tous, peut-être sans vouloir y réfléchir.

Moi-même j'ai cru pendant longtemps qu'il fallait restreindre ce mot à certaines manières d'être et j'ai été amené *de visu et auditu*, à prendre ce terme dans une acception générale.

Dans le courant de ma pratique, j'ai entendu prononcer bien souvent ce mot ; j'ai compris qu'on l'appliquait aux personnes les plus disparates entre elles, soit par leurs constitutions, soit par leurs tempéraments, soit par leurs maladies.

D'abord, à vrai dire, je m'en voulais de ne trouver qu'un sens bien diffus à ce mot.

Ainsi, quand venait un jeune homme bien constitué, frais et coloré:

— Il était strumeux, me disaient des voix autorisées.

Quand venait une jeune fille, sans embonpoint, sans maigreur, ni trop colorée, ni trop pâle :

— Elle est strumeuse, me disaient ces voix.

Si c'était un homme, gros, court et fort :

— Voyez comme il est strumeux, me disaient-elles encore !

Si c'était un homme grand, frêle, délicat :

— Ah ! il est strumeux, me répétaient toujours ces voix.

Ce que c'est pourtant que la science, me disais-je !

Et je me demandais comment il fallait être pour ne pas être strumeux.

Certes, quoique je réclame ici, non contre l'usage, mais contre l'acception capricieuse qu'on donne à ce mot, je sais que son oubli peut être désavantageux pour le traitement des maladies ; mais je sais aussi que l'on est enclin à n'attribuer l'idée qu'il représente qu'aux faits les plus frappants et que l'esprit humain dominé par les grands exemples a toujours de la peine à aller du plus au moins.

A vrai dire, il ne qualifie que le Diathésisme.

Il faut donc reléguer ce mot dans le passé médical. On pourrait même le rayer tout à fait du Dictionnaire si lorsqu'il est mis en regard des maladies il n'en indiquait le traitement. Il a réellement quelque chose de fâcheux à cause des applications restreintes qu'on en fait, comme si la santé était le privilége de quelques-uns, comme si, en regardant en avant ou en arrière, à droite ou à gauche de soi, on ne trouvait pas toujours quelques motifs pour ne pas se croire doué d'une pareille immunité.

Aussi je ne cite ce mot que pour mémoire.

Cependant s'il est employé si souvent d'une manière si vague, c'est qu'il concourt à admettre dans toutes les maladies le même principe.

Contre ce diathésisme, quel qu'il soit, j'ai proposé un seul remède, les granules de Smiline.

Si les médicaments qui s'y trouvent employés n'agissaient pas tous dans le même sens ; s'ils ne concouraient pas tous au même but, si dans la pratique ils n'étaient pas pris indifféremment les uns pour les autres, si cela n'était pas ainsi, je pourrais douter d'être dans le vrai.

Mais pour produire des effets bien marqués chacun des anti-diathésiques a besoin d'être donné à des doses élevées, à des doses voisines des toxiques.

En réunissant quelques-uns de ces anti-diathésiques dans une formule et en les donnant à très-petites doses, ils se prêtent une mutuelle assistance, ils se corroborent, ils empêchent de perdre en tâtonnements inutiles le temps qui d'ordinaire est si précieux pour le traitement des maladies ; ils s'adressent à l'ensemble aussi bien qu'aux détails de celles-ci, sans aucun risque, parce que leurs doses individuelles sont trop faibles, trop faibles même pour craindre qu'elles puissent devenir toxiques en s'additionnant, ce qui du reste serait impossible encore à cause de la différence de leurs effets.

Sous tous les rapports un médicament préparé d'après ces données doit offrir plus de garanties qu'un médicament simple.

Aujourd'hui les maladies ne sont plus ce qu'elles étaient autrefois; pour être convaincu de cela il suffit de considérer ce qui se passe et ce qui avait lieu jadis. Autrefois on saignait dans toutes les maladies, aujourd'hui on administre du quinquina et des alcooliques dans toutes; quelle différence !

La doctrine du Diathésisme qui doit toujours avoir sa raison d'être me semble surtout applicable en ce temps-ci où nous ne trouvons plus dans ce qui nous environne les mêmes forces pour lutter contre la faiblesse originelle ; elle doit avoir sa raison d'être au même titre que la doctrine des anti-phlogistiques autrefois et de même que l'on saignait jadis dans toutes les affections, je soutiens que les granules de Smiline trouvent des indications dans toutes les maladies.

Est-ce à dire pour cela qu'il faudra les donner à tous les malades? Assurément non. Autrefois aussi on ne saignait pas tous les malades, mais on saignait dans toutes les maladies. En tout et partout il y a des exceptions : les exceptions même ne confirment-elles pas la règle ?

Il est clair que celui qui reçoit un coup de pierre, ou qui souffre d'une chute, pourra guérir bel et bien en faisant seulement la *chasse* aux symptômes; il est également prouvé qu'une foule de maladies aiguës sont trop rapides pour admettre tout autre traitement que celui des symptômes et que des symptômes trop importants accompagnent aussi bien souvent plusieurs d'entre elles.

Je l'ai dit, dans ces occasions il faut se hâter de remédier à ce qui est le plus pressant.

Je ne veux donc pas faire une panacée de mes granules.

La panacée était un remède fabuleux qui devait tenir lieu de tout autre remède.

Loin d'exclure les médications différentes, mes granules ont été composés au contraire pour augmenter l'effet des autres moyens de guérison lorsque ceux-ci sont donnés concurremment avec eux.

A ceux qui m'objecteraient que je prête une étendue trop considérable à leurs applications, je répondrai qu'il est une foule de maladies qui ne sont elles-mêmes que des symptômes et que, dominés par ceux-ci, nous avons perdu l'habitude de prendre en considération leurs points de départ.

Ainsi, pour ne citer que la gravelle et la paralysie, ne semble-t-il pas que ces affections ne sont pas dans le cas d'être jamais soumises à la médication anti-diathésique ?.

Pourtant ne sait-on pas que les calculs de la vessie dépendent de la diathèse urique, et que celle-ci a été combattue par l'iode, toutefois après que les attaques de goutte ont cessé ?

Ignore-t-on que la paralysie est liée à la présence de tubercule dans les méninges ?

Je m'étonne qu'en sachant cela on s'opiniâtre à combattre généralement la gravelle par l'usage des boissons aqueuses et la paralysie par la strychnine. Quels résultats peut-on attendre en méconnaissant les causes, en ne s'adressant qu'aux effets ?

Mais l'eau prise en abondance est censée guérir la gravelle, c'est convenu.

Mais la strychnine est réputée guérir les paralysies, c'est aussi convenu.

Il est bien souvent fâcheux que les vieilles habitudes aient leurs influences sur les temps présents et que les hommes aient de la peine à se dépouiller des idées qui leur viennent du passé.

Le plus grand obstacle à ma doctrine est, n'en doutez nullement, le convenu.

J'ai propagé et je propage moi-même mes granules

Eh ! bien, il est dans l'ordre des choses en médecine que les pharmaciens composent des médicaments ou du moins qu'ils fassent paraître ceux-ci sous leur patronage et qu'ils disent ensuite aux médecins soit par leurs prospectus, soit par leurs annonces : — *Voyez et prenez.*

En d'autres termes les pharmaciens font les indications, les préparations et les applications.

Est-ce équitable ?

C'est peut-être à cause de cela que nous voyons tant annoncer de préparations d'une seule substance, et j'ai dit ce que j'en pensais ; c'est peut-être aussi pour cela que nous voyons annoncer tant de remèdes contre des maladies qui ne sont en réalité que des symptômes.

J'ai donc bien fait d'avoir brisé avec la routine et d'avoir propagé moi-même mes granules.

Il est une autre difficulté, voici le convenu sous une autre forme.

On objecte que mes granules sont des médicaments dépuratifs.

Je vous dirai que je ne me suis rendu jamais bien compte de l'idée que représente ce mot ; que tous les médicaments peuvent être considérés comme *dépuratifs*, puisqu'ils concourent à la guérison des maladies ; que si on restreint l'idée de *dépuration* à la cure de certaines affections contagieuses, on aurait tort de donner cette application à mes granules, car ces granules ne guérissent pas ces maladies et qu'ensuite les granules de Smiline étant liés au diathésisme, leurs indications ne peuvent être rapetissées pas plus que cette doctrine.

Ces lignes me suggèrent une nouvelle objection que voici :

Il est dit bien souvent que le médecin ne doit pas ignorer l'hérédité particulière des familles.

Littéralement parlant, c'est faux.

On ne doit voir là qu'une ruse de guerre, qu'un moyen pour se rendre inébranlable, qu'une arme défensive placée par ceux qui sont arrivés au-devant de ceux qui arrivent.

Oui, la forme du Diathésisme varie suivant les familles ; la forme du Diathésisme, l'hérédité, est plus sûre que les héritages, mais je vous le demande, en raison de ce que j'ai dit, qu'est-ce que cela peut faire au Diathésisme lui-même ?

Plus ou moins de diète, des sangsues ici, des toniques là, tout ce que l'on peut argumenter sur cette question rentre dans la catégorie des symptômes.

Il me reste à parler une dernière fois des Eaux qui ne sont aussi pour nous que des objets de convention, car je ne veux pas les considérer sous leurs rapports commerciaux.

Ce sont des objets de luxe qui tendent malheureusement à faire croire que la santé n'est pas à la portée de toutes les bourses.

Il n'est rien que je ne prouve :

Une femme pauvre, et mère, était gravement atteinte de la poitrine ; dans son village se trouvait un jeune homme qui fut pris d'un rhume dont il guérit et qui partit toutefois en toussant encore un peu, sous le prétexte de consolider sa santé, pour une station thermale, je ne sais laquelle ; il y en a tant ! il y en a des centaines assurément ; tous les jours on en crée de nouvelles, tant elles sont à la mode ! Lorsqu'on est malade et qu'on est riche, on pense à se rendre aux eaux, on s'y rend, et l'on fait ainsi croire aux pauvres que lorsqu'on est malade on ne peut guérir souvent que par ces moyens ; et pourtant aux eaux si on cherchait des malades, parfois on n'en trouverait pas ; pour y vivre au contraire, pour y mener la vie qu'on y mène, il faut avoir bon estomac. On se tromperait fort, si on assimilait les stations minérales aux hôpitaux. Si on ne les considérait que sous le rapport de leurs valeurs médicatrices, on les réduirait à une dizaine ; mais dans leur nombre on peut choisir et les plus éloignées sont les meilleures.

Au bout d'un certain temps le jeune homme dont je parle retourna : parti guéri, il ne revint pas malade.

La mère de famille allait mourir et dans ses plaintes on entendait ceci :

— Moi aussi, je serais bien portante si j'avais eu les moyens d'aller chercher les remèdes qu'on ne trouve pas ici.

Et ses enfants se désolaient en regardant d'un œil jaloux la maison voisine.

C'était pitié.

Si l'envie est jamais excusable ce doit être lorsqu'elle est suggérée par une impossibilité à qui on attribue la mort d'une mère.

C'est peut-être pour des faits pareils qu'un célèbre médecin, praticien distingué, homme équitable, avait l'habitude de dire à ses malades : — N'allez point aux eaux.

Je ne nie pas l'influence heureuse du changement d'air sur les malades, mais je conseille à ceux qui en ont besoin de se contenter d'aller à la montagne la plus voisine s'ils habitent la plaine et à la plaine la moins éloignée s'ils se trouvent à la montagne. Aux personnes qui éprouveraient un plus grand besoin de déplacement je conseillerai les voyages ; les sites rares, les villes, les lieux célèbres ne manquent pas ; à ceux qui n'auraient pas décidé d'aller aux Eaux, en Suisse ou en Italie, je conseillerai de se rendre à la Grande-Chartreuse, à Notre-Dame de la Trappe ; là sont des consolations pour ceux qui souffrent ; là se trouve l'apaisement de ce qui excite la fièvre, tandis qu'aux Eaux c'est différent, il y a tout ce qui peut l'allumer, bals, concerts, théâtres, jeux, veilles prolongées, insomnie et bonne chère ; car aujourd'hui le plus grand nombre ne va aux Eaux que pour y chercher des distractions : on les conseille, c'est la mode. La docte assemblée s'est faite la pourvoyeuse de Terpsychore, de Thalie et des autres Muses païennes.

Un médecin, professeur éminent, homme prudent, qui avait beaucoup vu puisqu'il avait fourni une longue carrière comme inspecteur d'une station minérale et qui était revenu de toutes ces choses, en supposant qu'il les eût jamais goûtées, aimait à répéter dans les dernières années de sa vie le précepte suivant :

— Buvez l'eau de votre puits ou de votre fontaine.

Puisqu'il le disait, il devait avoir de bonnes raisons.

Mais lorsque les maladies sont longues, que l'amélioration ne se prononce pas et que le changement est devenu nécessaire, si on ne veut pas avoir l'air d'atténuer la confiance que l'on a envers son médecin, on part, et l'on va demander à une station thermale des consultations et des soins que l'on aurait pu trouver chez soi.

Tant qu'il y aura de ces égards il y aura par exceptions des gens véritablement malades qui partiront pour les eaux.

A ce propos se rapporte le fait d'une jeune dame, mère de cinq enfants, qu'on fit promener pendant quatre mois d'une station à l'autre jusqu'à sa mort.

Comme la femme dont j'ai cité l'exemple précédemment, elle était sérieusement atteinte de la poitrine : elle partit pour une station du côté du Nord ; là, elle resta un mois et plus, toujours souffrante, souvent alitée ; ensuite sous l'influence de considérations qu'il est inutile de préciser et dont elle se rendait compte à sa manière, tant elle était captivée par le désir qu'elle avait de recouvrer la santé, elle vint dans le Midi à une nouvelle ville d'eau où elle séjourna le même temps, plus faible, plus malade et ne quittant presque plus le lit : mais après un mois de séjour dans cette seconde station on s'aperçut qu'il lui convenait d'aller dans l'Est ; il est bien permis de le croire ainsi ; on la mit donc en route pour une localité lointaine, voisine de l'Océan. Là elle mourut. Etait-ce donc nécessaire de la faire voyager tant de fois ? A quoi bon compromettre l'harmonie des maisons par des dépenses disproportionnées ? Pourquoi tous ces déplacements ?

Elle mourut pleine de regrets d'avoir quitté son pays, demandant et redemandant ses enfants :

— Du moins, disait-elle dans ses plaintes, si je n'étais pas venue ici j'aurais la consolation de les avoir auprès de moi.

C'était cruel.

Pauvres gens qui vous plaignez, résignez-vous.

Là se bornent mes lettres sur le Diathésisme.

Je les ai citées à peu près telles que je les ai adressées.

J'ai fini.

Dans tout ceci je n'ai considéré que l'utilité : je n'ai jamais eu que des faits en vue; j'ai même transformé ces faits sans les altérer, pourtant, afin de ne pas éveiller des susceptibilités qui seraient trop justes. Si donc quelqu'un croyait reconnaître quelque analogie, cette analogie même prouverait son erreur.

Du reste j'ai vu, j'ai appris, partout où j'ai passé.

Je ne cherche, je ne demande aucune approbation : la vérité a des charmes qui suffisent; sa gloire est d'être combattue. Mais je sais que beaucoup de différends ne proviennent que des intérêts; je sais aussi que la banalité nous environne et qu'il faut être fort de ce que l'on avance pour mettre sa tranquillité personnelle en butte aux attaques de la jalousie, car ainsi que l'a dit Térence : *par le temps qui court, c'est avec la complaisance qu'on se gagne des amis.*

Il en est toujours ainsi.

Mais si mon œuvre est appelée à produire quelque bien, je la donne telle qu'elle est, dans ce but et c'est ce qui m'encourage.

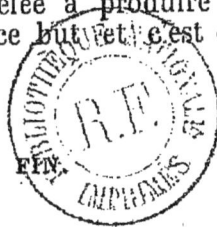

FIN.

OUVRAGE DU MÊME AUTEUR

Nouvelle Doctrine médicale. . . . . . . 1 fr. 50 cent.